Das Aldidente Gesundheitsbuch

Dagmar von Cramm

Das Aldidente Gesundheitsbuch

Hausmittel – Ernährung – Körperpflege

Eichborn.

Dagmar Freifrau von Cramm ist Journalistin, erfolgreiche Buchautorin und Ökotrophologin. Sie ist Präsidiumsmitglied der Deutschen Gesellschaft für Ernährung und lebt in Freiburg im Breisgau. Im Eichborn Verlag erschienen von ihr:
Aldidente – Kochen für viele (1999), *Aldidente Diät* (2000), *Das Papa-Löwe-Kochbuch* (2002) und *Die neue Aldidente-Diät* (2003).

1 2 3 4   06 05 04

© Eichborn AG, Frankfurt am Main, Februar 2004
Lektorat: Oliver Thomas Domzalski
Umschlagabbildung: Uschi Heusel
Layout und Satz: Tania Poppe
Druck und Bindung: WS Bookwell, Finnland
ISBN 3-8218-4883-9

Verlagsverzeichnis schickt gern:
Eichborn Verlag, Kaiserstr. 66, D-60329 Frankfurt
www.eichborn.de

INHALT

EIN WORT VORAB 7

1. GESUNDHEIT 11

10 Abwehrstärker	14
Gesundheits-Wochenende	17
Das bringt's	23
Rezepte für die Gesundheit	26
Was mache ich, wenn ...	30
SOS-Tipps	33
Giftliste	35

2. SCHÖNHEIT 37

10 natürliche Schönheitselixiere	38
Schönheits-Wochenende	40
Das bringt's ...	48
... für die Haut	48
... für Hände und Nägel	51
... für die Haare	52
Rezepte für die Schönheit	54
Was mache ich, wenn ...	57
SOS-Tipps	61
Giftliste	63

3. FIGUR 65

10 Lebensmittel für die schlanke Linie	66
Abnehm-Wochenende	69
Das bringt's	76
Rezepte für die Figur	78
Was mache ich, wenn ...	84
SOS-Tipps	87
Giftliste	90

4. ENTSPANNUNG 93

10 Glücksbringer	95
Entspannungs-Wochenende	97
Das bringt's	104

Rezepte für's Gemüt	108	Rezepte für die Fitness	133
Was mache ich, wenn …	111	Was mache ich, wenn …	137
SOS-Tipps	113	SOS-Tipps	141
Giftliste	115	Giftliste	143

5. FITNESS 116

10 Fitmacher 120
Fitness-Wochenende 122
Das bringt's 130

6. DER KLEINE HAUSARZT
Das hilft bei Alltagsbeschwerden 144

REZEPTREGISTER 154

EIN WORT VORAB

Geht's Ihnen gut? Schließlich war es noch nie so einfach, in bester Verfassung alt zu werden: Lebensmittel sind in Hülle und Fülle da, die medizinische Versorgung ist unabhängig vom Geldbeutel gewährleistet, die tägliche Dusche, Heizung, öffentliche Verkehrsmittel, Auto, Waschmaschine und anderer Komfort tun uns gut und schonen unsere Kräfte. Und was sind die Folgen? Sicher – wir werden älter. Aber gleichzeitig kränker: Übergewicht, Diabetes und Herz-Kreislauferkrankungen sind die Kehrseite unseres Schlaraffenlandes. Denn wir haben nicht gelernt, mit dem Überfluss umzugehen. Uns fehlt der körperliche Ausgleich, der zu unserer Natur gehört. Der Stress bei Hochanspannung wird zum Distress, weil wir ihn nicht mehr körperlich abbauen können: Das Alarmsystem unseres Körpers läuft sozusagen heiß. Doch nicht nur unser Körper streikt – auch unsere Seele scheint dem modernen Leben nicht gewachsen. Psychische Erkrankungen nehmen rasant zu. Unser Lebensstil überfordert auch unser Immunsystem: Allergien und Ekzeme sind zur Volkskrankheit geworden. Ist das die schöne, neue Welt? Dabei haben wir eigentlich von Natur aus alles mitbekommen, um wirklich gesund und munter durchs Leben zu gehen. Wir müssen uns nur für das Richtige entscheiden – Tag für Tag. Und das ist bei dem existierenden Überangebot nicht so einfach.

Ändern Sie Ihren Lebensstil

Klar, das ist einfacher gesagt als getan. Doch ein vernünftiger, gesunder Lebensstil ist die beste Garantie für Gesundheit und Wohlergehen. Die Kernelemente sind dabei Ernährung, Bewegung und positives Denken. Wem es gelingt, moderne Möglichkeiten mit traditionellen Erkenntnissen unter einen Hut zu bekommen, gewinnt Lebensqualität. Großmutters Wissen und wissenschaftliche Erkenntnisse auf einen Nenner zu bringen, ist deshalb die Devise dieses Buches. Die neun wichtigsten Regeln für Gesundheit und Wohlbefinden sind eigentlich Binsenweisheiten:

• **Regelmäßigkeit im Tagesablauf,** also auch regelmäßige Mahlzeiten und ausreichend Schlaf, tun unserem Körper und unserer Seele gut. Das gilt nicht nur für Kinder, sondern auch für Erwachsene. Ein gleichmäßiger Lebensrhythmus gibt Halt und Ruhe in einer unruhigen Zeit. Der persönliche Schlafbedarf kann allerdings sehr unterschiedlich sein.

• **Maßvolles Essen** ist Grundbedingung für ein gesundes Körpergewicht. Dabei spielen drei feste Mahlzeiten täglich eine wichtige Rolle. Erwachsene brauchen keine ständigen Zwischenmahlzeiten – nur rohes Obst und Gemüse sind von dieser Regel ausgenommen. Fünfmal am Tag Obst und Gemüse zu essen, schützt unsere Zellen. Eine ganz einfache Ess-Regel für jeden Tag:

Reichlich: pflanzliche Lebensmittel und Getränke
Mäßig: tierische Lebensmittel
Sparsam: fettreiche Lebensmittel und Süßwaren

• **Täglich mindestens 1 Stunde Bewegung** ist für alle, die eine sitzende Tätigkeit haben, das absolute Minimum. Das kann neben Sport auch Staubsaugen, Einkaufen gehen, Bügeln, Rasen mähen oder Treppensteigen sein. Wer viel steht, sollte zum Ausgleich schwimmen.

• **Mäßiger Umgang mit Alkohol**: Männer vertragen pro Tag etwa 20-40 g Alkohol, Frauen 10-20 g. Das bedeutet für Männer 0,2-0,4 l Wein (1-3 Gläser) oder 0,5-1 l Bier (1-2 Flaschen) oder 6-12 cl Schnaps, Whisky o.ä. (2 Gläschen oder 2 Cocktails). Zweimal die Woche einen alkoholfreien Tag einlegen.

• **Mäßiger Umgang mit Süßigkeiten, Knabbereien und Fast Food** lässt Übergewicht und Verdauungsprobleme erst gar nicht entstehen.

- **Rauchen ist** immer noch **Risikofaktor Nr. 1** für das Herz-Kreislaufsystem und für Lungenkrebs.
- **Familie und Freunde** sind wichtig. Denn geteilte Freude ist doppelte Freude, geteiltes Leid ist halbes Leid. Das kann so manche Therapie ersparen.
- Computer und Fernsehen machen einsam und fördern den Rückzug in eine Scheinwelt. **Aktive Unternehmungen an der frischen Luft** sorgen für einen klaren Kopf und ermöglichen Bewegung und Kommunikation.
- **Lachen und Genießen** gehören zu einem erfüllten, zufriedenen Leben.

Wunderkuren, Pillen und Anti Aging

Anzeigen für Wundermittel, die beim Abnehmen oder Jungbleiben helfen sollen, sind allgegenwärtig. Kein Wunder: Jeder möchte schöner, schlanker, gesünder werden, ohne dabei etwas in seinem Leben zu ändern. In der Regel sind die Versender dieser Wundermittel Briefkastenfirmen, die bei der ersten gerichtlichen Klage wegen Betrugs spurlos verschwinden. Denn von nichts kommt nichts – der Körper lässt sich nun einmal nicht betrügen. Nur das, was Teil Ihres täglichen Lebens wird, hat Chancen, in Ihrem Körper langfristig etwas zu verändern.

Ab ans Mittelmeer?

Hier geht's nicht um den jährlichen Sommerurlaub, sondern um die Lebensart, die in den Ländern des Mittelmeers gepflegt wird. Sie scheint den Menschen besonders gut zu bekommen. Ärzte sprechen begeistert vom »französischen Paradoxon« und der »Mittelmeer-Diät«. Denn obwohl Franzosen, Italiener, Griechen und Spanier wahre Genießer sind und nicht gerade kalorienbewusst kochen, leben sie gesünder. Ihr Geheimnis: Sie essen ungeheuer vielseitig, ihre Mahlzeiten sind reich an Obst, Gemüse und Getreide (Pasta und Brot), sie verwenden viel pflanzliches Fett, nämlich Öl, sie trinken mäßig aber regelmäßig Wein, sie nehmen sich Zeit zum Essen und essen insgesamt kleinere Portionen. Natürlich spielen auch die Sonne, das mediterrane Klima und mehr Bewegung eine Rolle. Und das alles sind Dinge, die wir auch hier in unseren Breiten umsetzen können – abgesehen vielleicht von der Sonne ...

Gesundheit kann so preiswert sein

Wenn Sie in diesem Buch blättern, werden Sie feststellen, dass Sie fast alles, was Sie für Ihre Gesundheit, Entspannung, Fitness, Schönheit und Schlankheit brauchen, im Haus haben. Oder dass Sie es beim Discounter um die Ecke bekommen. Na gut – für ätherische Öle und bestimmte Tees müssen Sie vielleicht auch mal zur Apotheke oder in den Naturkostladen. Aber im Übrigen läuft hier alles im Do-it-yourself-Verfahren. Die Kombination aus Großmutters Wissen und den neuesten wissenschaftlichen Erkenntnissen macht fit fürs Leben. Suchen Sie sich das heraus, was Ihnen entspricht. Bedienen Sie sich bei den unterschiedlichen Kapiteln und Sie werden feststellen: Schönheit, Gesundheit, Entspannung, Fitness und Schlankheit hängen immer irgendwie zusammen. Sie bilden ein Netz, das den ganzen Menschen trägt. Doch nehmen Sie nicht alles auf einmal in Angriff. Picken Sie sich heraus, was Ihnen am meisten entspricht oder was Sie unbedingt sofort ändern möchten. Nach und nach können Sie dann die übrigen Bereiche für sich entdecken. Sie werden staunen, mit welch einfachen Mitteln Sie sich etwas Gutes tun können. Viel Spaß beim gesund, schön, schlank, entspannt und fit werden!

Ihre Dagmar von Cramm

1. GESUNDHEIT

Die Aufgabe des Immunsystems ist es, Organe und Zellen vor schädlichen Einflüssen zu schützen. Wir sind tagtäglich Wind und Wetter, Klimaanlagen, Umweltgiften, Alkohol, Nikotin und Stress ausgesetzt. Wir schlucken zuviele Medikamente, haben zu wenig Schlaf und bewegen uns immer weniger. Das Immunsystem kämpft gegen diese unguten Einflüsse und versucht, sie abzuwehren. Wer gesund bleiben will, sollte es stärken.

Unser Immunsystem ist sehr komplex: Der ganze Körper ist daran beteiligt. Haut und Schleimhäute sind die äußeren Barrieren, das Knochenmark bildet Abwehrzellen, in Milz, Thymusdrüse und Mandeln werden diese Zellen spezialisiert, die Lymphknoten sind Kontrollstellen und stoppen Krankheitserreger, die Blut- und Lymphbahnen dienen als Transportwege und der Darm mit seiner Flora spielt ebenfalls eine wichtige Rolle.

Unsere Gesundheitspolizei

Die ersten Barrieren gegen Schadstoffe und Krankheitserreger sind unsere Haut sowie die Schleimhäute von Mund, Magen, Darm, der Lunge und des Genitalbereichs. Sind sie intakt, können viele Erreger und Schadstoffe schon hier vernichtet werden. Für die Gesundheit der Schleimhäute sind vor allem Vitamin A und C zuständig.

Auch im Darm setzt sich der Körper mit fremden Substanzen auseinander. Eine Schlüsselrolle spielt dabei die Darmflora. Sie ist besiedelt von Milliarden nützlicher Darmbakterien, die unverdauliche Ballaststoffe zersetzen, Vitamine bilden und als Teil des körpereigenen Abwehrsystems viele Krankheitserreger abwehren. Bestimmte Medikamente (z.B. Antibiotika) und eine ballaststoffarme Kost stören die Darmflora, während eine ballaststoffreiche Kost sie unterstützt. Pro- und präbiotische Produkte können die Darmflora positiv beeinflussen. (Präbiotika sind Produkte, denen Ballaststoffe zugesetzt sind und die Wachstum und Aktivität von Bakterien im Dickdarm fördern. Probiotika enthalten speziell gezüchtete probiotische Milchsäurebakterien, z.B. Bifidobakterien oder Lactobazillen, die dann im Darm aktiv werden.) Ballaststoffe in der Nahrung binden außerdem eine Vielzahl von Giftstoffen an sich und werden mit dem Stuhlgang entsorgt. Je schneller diese »Darmpassage« vonstatten geht, desto besser.

Die Giftstoffe, Krankheitserreger und »freien Radikale« (aggressiver Sauerstoff), die dennoch in den Körper eindringen, werden von Antikörpern und Abwehrzellen attackiert, markiert, gefressen und unschädlich gemacht. Bei der Abwehr von freien Radikalen spielen die Vitamine C, A, E, sekundäre Pflanzenstoffe und der Mineralstoff Selen eine entscheidende Rolle. Auch die Vitamine E, B und Folsäure sowie die Mineralstoffe Eisen, Magnesium, Selen und Zink sind an der Bildung und am Funktionieren der Abwehrzellen und Antikörper beteiligt.

Geheimtipp Bioaktivstoffe

Mit Hilfe der Nahrung wird unser Immunsystem aufgebaut und gestärkt. Eine ganz besondere Rolle spielen dabei die Bioaktivstoffe. Im Gegensatz zu Vitaminen und Mineralstoffen sind sie nicht »essentiell«, also nicht lebensnotwendig. Doch sie machen unseren Körper abwehrbereit gegen Krankheitserreger. Zu den Bioaktivstoffen zählen die große Gruppe der sekundären Pflanzenstoffe (s.u.), die Ballaststoffe und die Milchsäure. Eine abwechslungsreiche Ernährung mit viel Obst, Gemüse, Vollkorn- und Milchprodukten enthält viele dieser Bioaktivstoffe.

Sekundäre Pflanzenstoffe kommen in Obst, Gemüse und Getreide vor. Sie dienen den Pflanzen als Abwehrstoffe, Farbstoffe oder Wachstumsregulatoren. So wie sie die Pflanzen schützen, stärken sie auch unser Immunsystem. Sie wirken z.B. Herz-Kreislauf-Erkrankungen, Infektionen und Krebs entgegen. Die wichtigsten Gruppen sind *Carotinoide*, die z.B. als ß-Carotin oder Lycopin für die kräftigen Farben von Kürbis, Karotten oder Tomaten sorgen; *Polyphenole*, die z.B. in Äpfeln, Zwiebeln oder Beeren enthalten sind; *Glucosinolate*, die vor allem in Kohl, Kresse, und Senf vorkommen und *Sulfide*, die z.B. in Zwiebeln, Knoblauch und Lauch vorkommen. Obwohl vieles auf diesem Gebiet noch unerforscht ist und keine konkreten Empfehlungen gegeben werden können, ist klar: Wer viel frisches Obst und Gemüse isst, nimmt (neben Vitaminen, Mineral- und Ballaststoffen) eine gesunde Mischung sekundärer Pflanzenstoffe auf. Und das tut gut!

Vitamine stärken das Immunsystem

Eine regelmäßige Aufnahme von Vitaminen und Pro-Vitaminen (Stoffe, aus denen der Körper Vitamine herstellen kann) ist für die Immunabwehr unerlässlich. Das bedeutet: Täglich frisches Obst und Gemüse essen!
Die Vitamine – vor allem Vitamin A, E, C sowie das Beta-Carotin – fangen freie Radikale und schützen die Zellen vor Schadstoffen. Die B-Vitamine sowie die Folsäure sind am Aufbau körpereigener Antikörper beteiligt. Um die in der Nahrung enthaltenen Vitamine wirksam zu erhalten, ist es wichtig, die Lebensmittel frisch zu verarbeiten und so schonend wie möglich zu garen. Denn lange Lagerung, Hitze und Licht zerstören gerade die wichtigen B-Vitamine, vor allem Folsäure. Auch Tiefkühl-Gemüse und -Obst sind neben frischen Produkten gute Vitaminlieferanten, da sie direkt nach der Ernte tiefgefroren werden. Dabei bleiben die Vitamine nachweislich erhalten. Konserven sind vor allem bei carotinreichem Gemüse wie Tomaten, Karotten und Mais sinnvoll, denn das Carotin übersteht die Hitze, die beim Konservieren verwendet wird.

Eine gute Durchblutung ist das A und O

Auch die wunderbarsten Wirkstoffe nützen nichts, wenn sie nicht dort hintransportiert werden, wo sie aktiv sein sollen.

GESUNDHEIT

Das bedeutet: Die Durchblutung ist wichtig, also durchgängige Arterien und Venen und ein gesundes Herz. Von außen beeinflussen Bewegung, regelmäßiges Schwitzen, Wasseranwendungen und viel frische Luft aktiv den Stoffwechsel und die Durchblutung. Gift für den ungestörten Blutkreislauf sind ständig überheizte Räume, Klimaanlagen, fehlende Temperaturunterschiede und Mangel an Bewegung. Haben Sie oft kalte Hände und Füße und fühlen Sie ab und zu ein Kribbeln in Fingern oder Zehen, dann sollten Sie in jedem Fall beim Arzt Ihren Cholesterinspiegel überprüfen lassen. Mangelnde Durchblutung kann auch ein Zeichen von Arteriosklerose sein.

10 Abwehrstärker

Distel- und Sonnenblumenöl
enthalten unter den pflanzlichen Ölen den höchsten Anteil an Vitamin E. Vitamin E macht freie Radikale unschädlich und schützt so die Zellmembranen. Die Wirkung von Vitamin E geht bei starkem Erhitzen verloren. Also am besten im Salat essen.

Paprika und Peperoni
enthalten einige wirkungsvolle Substanzen – vor allem Vitamin C, das beim Stoffwechsel überall beteiligt ist und das Immunsystem stärkt; Carotinoide, die die Schleimhäute schützen, und Capsaicin, das das Blut verdünnt, sodass es mühelos überallhin gelangt. Die höchste Vitaminkonzentration haben die roten Früchte. Roh verzehrt sind rote und gelbe Paprika die gesündesten.

Tomatenmark
Tomatenmark enthält Lykopin, ein Radikalfänger, der krebshemmend wirkt. Erst das Garen von Tomaten lässt das Lykopin frei werden. Deshalb sind Ketchup, Tomatenmark und Dosentomaten wertvolle Lykopinlieferanten.

Karottensaft
Karottensaft enthält 400-mal mehr Pro-Vitamin A als rohe Karotten, und es kann in dieser Form direkt vom Körper aufgenommen werden. Aus Pro-Vitamin A kann der Körper Vitamin A herstellen, das beim Immunsystem und beim Aufbau der Schleimhäute wichtig ist. Pro-Vitamin A heißt auch Beta-Karotin und schützt als solches die Zellen vor freien Radikalen.

Orangen-Direktsaft
Der Name sagt es schon: Hier wird der Orangensaft direkt nach dem Pressen abgefüllt. Er enthält mehr Vitamin C als Orangensaft aus Konzentrat und wird nur schonend pasteurisiert. Ein Glas am Tag ersetzt eine ganze Frucht.

Probiotischer Joghurt
Probiotischer Joghurt enthält lebende Bakterienkulturen, die sich im Darm ansiedeln können und dort die Darmflora sanieren. Probiotischer Joghurt sollte regelmäßig gegessen werden, damit die Bakterienkulturen sich auch entwickeln können. Nebenbei liefert Joghurt leicht bekömmliches Eiweiß, was beim Aufbau von Antikörpern für das Immunsystem gebraucht wird.

Sauerkraut
Sauerkraut wirkt mit seinen Inhaltsstoffen Milchsäure und Ballaststoffen ebenfalls positiv auf die Darmflora. Außerdem enthält es noch Vitamin C, weshalb es früher bei langen Schiffsreisen der einzige Schutz vor Skorbut (einer Vitamin-C-Mangel-Krankheit) war. Sauerkraut aus der Dose oder aus dem Glas nur kurz erhitzen oder kalt essen, da es – wie alle Gemüsekonserven – schon kurz gegart wurde.

GESUNDHEIT

Lachs
Lachs enthält Omega-3-Fettsäuren, die gegen Entzündungen wirken und vor Arteriosklerose schützen. Er ist reich an Pro-Vitamin A und liefert wertvolles Eiweiß.

Zwiebeln / Knoblauch / Lauch
Zwiebelgewächse enthalten schwefelhaltige Verbindungen, die ihre heilende Wirkung (und auch den Geruch und Geschmack) hervorrufen. Die ätherischen Schwefelöle wirken antimikrobiell, schützen die Adern, verdünnen das Blut, senken das Cholesterin und bringen die Verdauung in Gang. Sie helfen bei Schnupfen und grippalen Infekten und schützen vor Arteriosklerose, Herzinfarkt und Schlaganfall.

Ingwer
Ingwer besitzt Inhaltsstoffe, die dem Aspirin sehr ähnlich sind. Sie verdünnen das Blut und schützen die Blutgefäße. Ingwer ist gut gegen Übelkeit und Blähungen und regt die Verdauung an. Außerdem fördert er die Durchblutung und wirkt schweißtreibend.

GESUNDHEITS-WOCHENENDE

Überall niest und hustet es? Und Sie selbst sind auch immer müde und kurz vor der nächsten Grippe? Dann wird es Zeit, Ihre Abwehrkräfte einmal ordentlich zu unterstützen – und zwar an allen Fronten. Das heißt: viel Schlaf, Bewegung im Freien, Saunagänge und Kneipp-Anwendungen. Und jede Menge leckere Gesundheitskost. Übrigens: Rohes Obst und Gemüse können Sie dabei natürlich essen, soviel Sie mögen.

Freitag

Einkaufsliste
6 Orangen, 5–6 Knoblauchzehen, 2 große Zwiebeln, 1 rote Paprika, 3 große Tomaten, 2 große Karotten, 1 haselnussgroßes Stück Ingwer, 500 g Kartoffeln, einige Blätter Basilikum, 750 g probiotischer Joghurt, 2 EL ger. Parmesan, 2 Scheiben Lachsfilet (250 g TK), 400 ml Karottensaft, 250 g Sauerkraut, 6 Scheiben Vollkornbrot

Aus dem Vorrat
Sonnenblumenöl, Distelöl, Tomatenmark, Salz, Pfeffer, 1 kleines Lorbeerblatt, 2–3 Pfefferkörner, 1 l Gemüsebrühe, 500 ml Weißwein, Currypulver

Samstag

Morgens
Wechseldusche
Nach der Reinigung 1–2 Minuten lang bei heißem Wasser duschen, so heiß, wie es für Sie erträglich ist, dann kurz kalt abduschen, beginnend mit den Füßen. Mehrmals die Wassertemperatur wechseln und mit kaltem Wasser abschließen.
Wechselduschen sind hervorragend zur Vorbeugung gegen Erkältungskrankheiten. Und sie stärken Herz und Kreislauf.

Tiefkühl-Lachs für's Abendessen (s.u.) zum Auftauen in den Kühlschrank legen.

Frühstück
Orangensaft mit Müsli
Pro Person 2–3 Orangen heiß abwaschen, damit beim Pressen keine Schadstoffe in den Saft gelangen. Dazu ein Müsli mit einer extra Portion Joghurt (ca. 250 g für 2 Personen), am besten probiotischer Joghurt

Wanderung mit Picknick
Nehmen Sie sich den ganzen Tag Zeit für eine Wandertour. Sich an der frischen Luft zu bewegen, härtet ab, die UV-Strahlung stärkt das Immunsystem und die Bewegung tut dem Kreislauf gut. Ideal für solche Touren ist der Samstag, weil sich der übliche Ausflugsverkehr auf den Sonntag konzentriert. Am besten, Sie sammeln ein paar Freunde um sich – dann macht's richtig Spaß und kann zur festen Einrichtung werden. Nehmen Sie sich ein Picknick (s.u.) und etwas zu trinken mit. Wer lieber einkehrt, sollte dabei einfach Salat, Brot und Käse essen, um der Müdigkeit nach einer Hauptmahlzeit zu entgehen.

Mittags / Picknick
Karottensaft und Vollkorn-Bruschetta mit Tomate
Zutaten für 2 Personen:
3 große Tomaten, 1–2 Knoblauchzehen, 1 TL Distelöl, Salz Pfeffer, 4 Scheiben Vollkornbrot, einige Blätter Basilikum, 400 ml Karottensaft

Tomaten waschen und fein würfeln. Knoblauch schälen und fein hacken, zu den Tomaten geben. Mit Öl, Salz, Pfeffer mischen, in eine Tupperbox geben. Vollkornbrot toasten und ebenfalls einpacken. Beim Picknick mit den Tomaten bestreichen und mit dem Basilikum belegen. Dazu gibt's Karottensaft.

Info: Beta-Carotin in der Karotte, Lycopin in der Tomate und die Carotinoide im Basilikum fangen freie Radikale ab und unterstützen so die Abwehrkraft. Ätherische Öle in Knoblauch und Basilikum wirken antibiotisch.

Abends
Sauerkraut-Paprikatopf mit Lachs
Zutaten für 2 Personen:
1 rote Paprika, 1 EL Sonnenblumenöl,
1 Knoblauchzehe, 1 EL Tomatenmark,
250 g Sauerkraut, Salz, Pfeffer,
2 Scheiben Lachsfilet (250 g TK)

Knoblauchzehe schälen und fein hacken. Paprika waschen, entkernen und in kleine Stücke schneiden. In einem weiten Topf 1 EL Öl erhitzen, Paprika und Knoblauch zugeben und anbraten. Tomatenmark hinzufügen und kurz mitbraten. Sauerkraut zugeben und mit Salz und Pfeffer würzen. Das Gemüse ca. 5 Minuten leicht köcheln lassen. Den aufgetauten Lachs auf das Gemüse legen, den Topf zudecken und in ca. 10–15 Minuten gar werden lassen.
Dazu passen Kartoffeln oder Reis.

Info: Dieses Gericht ist dank Sauerkraut und Paprika eine regelrechte Vitamin-C-Bombe; der Lachs liefert wertvolles Fett; Knoblauch und Tomatenmark schützen vor Schadstoffen.

Ein Gläschen Wein in Ehren ...
Trinken sie zu diesem raffinierten Gericht ein Glas Rotwein: Das hat eine wohltuende Wirkung auf die Abwehrkräfte. Männer sollten jedoch nicht mehr als 1/4 l, Frauen nur 1/8 l trinken – die weibliche Leber baut Alkohol nämlich langsamer ab.

Gut schlafen

Die Schlafforschung ist zu dem Schluss gekommen, dass jeder seine ideale Schlaftemperatur herausfinden sollte. Denn die Wohlfühltemperatur beim Schlafen ist individuell unterschiedlich. Während früher ein eher kühles Zimmer mit 18 Grad als ideal galt, werden heute auch Temperaturen um 21 Grad empfohlen. Sicher ist: Kühler als im Wohnbereich sollte es sein.

Sonntag

Morgens
Taulaufen und Bürstenmassage

Beginnen Sie den Tag mit Taulaufen und einer anschließenden Trockenbürstenmassage.

Gehen Sie mit warmen Füßen 3–5 Minuten in feuchtem Gras, anschließend Socken wieder anziehen und einige Minuten weiter gehen. Barfusslaufen fördert die Reizwahrnehmung der Füße. Das Taulaufen macht fit für den Tag und regt die Durchblutung an.

Die Trockenbürstenmassage (genaue Anleitung s. Seite 72) fördert die Durchblutung, stärkt die kleinen Gefäße unter der Haut und macht sie widerstandsfähiger gegen Wind und Wetter.

Frühstück wie Samstag mit frisch gepresstem Orangensaft und Joghurt

Sauna

Wer rechtzeitig aufsteht, hat die Sauna am Sonntagvormittag für sich alleine. Regelmäßige Saunagänge stärken vor allem in der kalten Jahreszeit die Abwehrkräfte gegen Erkältungskrankheiten. Gerade wer einen Bürojob hat und viel in geheizten Räumen sitzt, sollte die Chance nutzen. Siehe auch Seite 23.

Mittags
Zwiebelsuppe
Zutaten für 2 Personen:
500 g Zwiebeln, 2 Knoblauchzehen,
1 EL Sonnenblumenöl, 1 kleines
Lorbeerblatt, 2–3 Pfefferkörner,
1 l Gemüsebrühe, 500 ml Weißwein,
2 Scheiben Vollkornbrot,
1 EL Sonnenblumenöl, 2 EL ger. Parmesan

Zwiebeln und Knoblauch schälen, die Zwiebel in Ringe schneiden, den Knoblauch fein hacken und in einem Topf mit Öl andünsten. Lorbeerblatt und Pfefferkörner zugeben. Mit Gemüsebrühe und Weißwein ablöschen. Die Suppe ca. 20 Minuten leicht köcheln lassen. Brot in Würfel schneiden. Öl in einer Pfanne erhitzen und die Brotwürfel darin rösten. Mit Parmesan bestreuen und weiterrösten bis die Brotwürfel goldbraun sind. Gewürze aus der Suppe fischen und die Suppe mit den Brotwürfeln servieren.
Info: Schon das Schälen und Schneiden der Zwiebeln regt die Durchblutung der Schleimhäute an. In der Suppe sind alle Wirkstoffe der Zwiebel und des Knoblauchs gelöst und so für unseren Körper sehr gut verwertbar. Zwiebel, Knoblauch und Wein wirken nebenbei auch cholesterinsenkend und verdünnen das Blut. Übrigens: Der Alkohol verfliegt beim Kochen.

Besonders wohltuend: Nach der Suppe einen Mittagsschlaf machen.

Nachmittags
Wassertreten nach Kneipp
Wenn in Ihrer Nähe eine öffentliche Wassertretstelle ist, können Sie in der warmen Jahreszeit das Fußbad auch dort machen. Achten Sie dabei auf die ausgehängten Anweisungen.
Für zu Hause empfiehlt sich das Wassertreten in der Badewanne: Dazu lassen Sie 12–18 Grad warmes Wasser in die Badewanne laufen. Das Wasser sollte bis zur Wade reichen. Legen Sie eine Bademattte hinein, dann ist die Rutschgefahr geringer. Treten Sie ca. 15–30 Sekunden lang im

Wasser von einem Bein aufs andere. Bei jedem Tritt das ganze Bein aus dem Wasser herausheben. Danach das Wasser mit den Händen abstreifen, nicht abtrocknen. Anschließend einige Minuten gehen oder laufen, bis sich ein Wärmegefühl einstellt.

Teatime
Heiße Kräutertees unterstützen den Körper vor allem in der kalten Jahreszeit sowie bei Erkältungskrankheiten und liefern dem Körper viel Flüssigkeit. Durch das heiße Wasser werden die Wirkstoffe und ätherischen Öle aus den Kräutern gelöst und so für unseren Körper leicht zugänglich gemacht. Wichtig: Pro Tasse 1 TL oder 1 Beutel Tee mit kochendem Wasser aufgießen und 10 Minuten ziehen lassen. Größere Mengen am besten in eine Thermoskanne abfüllen und über den Nachmittag verteilt trinken.
Lindenblütentee bringt ins Schwitzen, der Stoffwechsel wird angeregt und fördert so die Gesundheit. Salbeitee ist ideal bei Husten, Halsweh und Heiserkeit. Bei Aldi gibt es spezielle Erkältungstees im Beutel.

Süßen Sie die Tees mit Honig – der hat nämlich auch immunstärkende Inhaltsstoffe.

Abends
Karottentsatsiki mit Pellkartoffeln
Zutaten für 2 Personen:
500 g Kartoffeln, 2 große Karotten,
1 haselnussgroßes Stück Ingwer,
1 Knoblauchzehe, 250 g probiotischer
Joghurt, Salz, Pfeffer, 1 Prise Curry

Kartoffeln waschen und in einem Topf knapp mit Wasser bedeckt in ca. 25 Minuten gar kochen. Karotten, Ingwer und Knoblauch schälen, Karotten fein raspeln, Ingwer und Knoblauch fein hacken. Mit Joghurt mischen und mit Salz, Pfeffer und Curry abschmecken. Pellkartoffeln schälen und mit dem Tsatsiki servieren.
Tipp: Wer will, kann 1 EL frisch gehackte Petersilie darüberstreuen.
Info: Die Carotinoide in der Karotte halten die Augen, Schleimhäute und das Immunsystem in Schuss.

GESUNDHEIT: DAS BRINGT'S

Ein stabiler Kreislauf ist Voraussetzung für Gesundheit: Das Blut versorgt uns mit Sauerstoff und Nährstoffen und dient als Transportmittel für die Abwehrzellen. Bei mangelnder Durchblutung sind die Abwehrzellen schlechter versorgt und kommen nicht schnell genug an ihre Einsatzorte. Außerdem sind unsere Schleimhäute schlechter versorgt und bieten weniger Schutz vor Schadstoffen und Bakterien. Dagegen lässt sich was tun:

Wechselbad

Der tägliche kalte Guss nach dem Duschen sollte selbstverständlich sein. Regelmäßige Wechsel-Fußbäder fördern ebenfalls die Durchblutung. Dazu brauchen Sie zwei Eimer. Einen Eimer füllen Sie mit kaltem Wasser, den anderen mit warmen Wasser. Der Temperaturunterschied sollte etwa 20 Grad betragen. Stellen Sie beide Eimer nebeneinander. Setzen Sie sich auf einen Stuhl und stellen Sie die Füße für 5 Minuten ins warme Wasser. Anschließend für 10 –20 Sekunden ins kalte Wasser. Wiederholen Sie das ganze 3-mal.
Info: Das Wechselfußbad und auch das Wassertreten (s.o.) härten ab gegen Infektionskrankheiten und Erkältungen und helfen bei chronisch kalten Füßen. Vorsicht bei Durchblutungsstörungen und Venenleiden – fragen Sie in diesen Fällen Ihren Arzt.
Das Wechselbad können Sie genauso auch für die Unterarme machen.

Sauna

Vorausgesetzt Sie haben keine Herz-Kreislaufprobleme oder Venenleiden, sind Saunagänge das ganz Jahr über ideal, um Ihren Stoffwechsel anzukurbeln und den Kreislauf in Schwung zu bringen. Außerdem wird die Haut gereinigt und schön rosig.
Es gibt verschieden Saunaarten:
Die trockene Sauna mit Temperaturen bis

zu 90 Grad, die finnische Sauna und das Dampfbad. Hier betragen die Temperaturen nur zwischen 40–50 Grad, dafür beträgt die Luftfeuchtigkeit 100 Prozent.
Generell gilt für alle Arten: Vor dem Saunagang duschen. Ein Saunagang dauert zwischen 5–15 Minuten, drin bleiben kann man, solange man sich wohl fühlt. Danach kalt abduschen und mindestens genauso lange ausruhen. Maximal 3 Saunagänge machen, mit einer kalten Dusche enden und mindestens eine halbe Stunde ausruhen und entspannen.

Bewegung

Schon Sebastian Kneipp vertrat die Ansicht, dass man sich täglich eine Stunde lang bewegen soll. Durch Bewegung wird die Durchblutung unseres Körpers auf natürliche Weise in Schwung gebracht. Egal ob Radfahren, Schwimmen, Laufen oder Spazierengehen, gleichgültig bei welcher Witterung: Bewegung an der frischen Luft härtet ab und hält jung. Mehr zu Bewegung im Fitness-Kapitel ab Seite 116.

Inhalieren

Um richtig funktionieren zu können, müssen unsere Schleimhäute immer feucht sein. In den Wintermonaten können sie durch trockene Luft und Heizung austrocknen, sodass Bakterien und Schadstoffe leichter in unseren Organismus eindringen können.
Sie können dem entgegenwirken, wenn Sie in den kalten Monaten regelmäßig inhalieren. Dazu Wasser heiß machen und evtl. mit Kräutern wie Kamille, Rosmarin, Thymian, Meersalz oder mit Inhaliersalben aus der Apotheke versetzen. Sie können auch Teebeutel nehmen und diese wie für Ihren Tee dosieren. Reines Pfefferminzöl sollten Sie nicht ins Wasser geben, das reizt die Augen. Sobald die Temperatur des aufsteigenden Dampfes für das Gesicht angenehm ist, mit einem Handtuch den Kopf bedecken und 15 Minuten abwechselnd tief durch Mund und Nase ein- und ausatmen. Man kann auch elektrische Inhalatoren in der Apotheke leihen.
Übrigens: Wenn Sie heißen Tee trinken, dürfen Sie ruhig schlürfen. Denn dadurch

atmen Sie den heißen Dampf ein und befeuchten so nebenbei Ihre Lunge.

Rotlicht
Eine Rotlichtlampe hilft durch ihre Wärmestrahlung bei Erkältungskrankheiten. Sie lindert Schmerzen, fördert die Durchblutung und löst den Schleim. Achten Sie auf einen Abstand von mindestens 30 cm. Bei Ohrenschmerzen das betroffene Ohr dreimal täglich 5–10 Minuten bestrahlen. Bei Nasennebenhöhlenentzündung und Bronchitis dreimal 10–15 Minuten bestrahlen. Wenden Sie Rotlicht schon beim ersten Niesen an – das bremst die Erkältung aus.

Dem Wetter angepasste Kleidung
Das stärkste Immunsystem kann nichts dagegen machen, wenn wir uns durch falsche Kleidung »verkühlen«. Im Winter sind warme Schuhe und warme Socken wichtig. Ein Unterhemd schützt Nieren und Blase vor Entzündungen. Wer spezielle Probleme hat, sollte die Problemzonen warm halten – es gibt wollene Teilunterwäsche auch bei Aldi. Oder Sie stricken sie selbst! Ideal sind mehrere Lagen. Je nach Temperatur zieht man ein Teil an oder aus.

Wohlfühl-Klima in der Wohnung
Überheizte Wohnungen lassen den Kreislauf und das Immunsystem erschlaffen. Der Schlafbereich sollte 18 Grad kühl sein. Die Temperatur im Wohnbereich kann 21–23 Grad betragen. In den trockenen Wintermonaten und bei akuten Erkältungen sollten Sie die Wohn- und Schlafräume zusätzlich befeuchten. Neben Verdunstern, die sich an der Heizung anbringen lassen, helfen feuchte Handtücher auf der Heizung. Sie können auch vor dem Schlafen einen Topf mit kochendem Kamillentee im Zimmer aufstellen und ausdampfen lassen. Zweimal am Tag 5 Minuten kräftig lüften genügt.

GESUNDHEIT

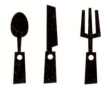

REZEPTE FÜR DIE GESUNDHEIT

Drinks

Karottensaft mit Honig und Orange
200 ml Karottensaft mit dem Saft einer Orange mischen. Wer will, kann noch mit Honig süßen, allerdings sind die meisten fertig gekauften Karottensäfte schon gesüßt.

Schneller Blutorangen-Joghurt-Drink
100 ml Blutorangendirektsaft mit 100 ml probiotischem Joghurt mischen.

Heiße Ingwer-Orange
Zutaten für 1/2 l Tee:
haselnussgroßes Stück Ingwer,
Saft von einer Orange, Honig

Ingwer schälen und in Scheiben schneiden, mit kochendem Wasser überbrühen und 10 Minuten ziehen lassen. Abseihen und mit Orangensaft mischen. Nach Be-

lieben mit Honig süßen und heiß trinken.
Tipp: Wem der Ingwertee zu scharf schmeckt, kann ihn mit grünem Tee etwas abmildern.

Snacks

Warmes Peperonata-Fladenbrot
Zutaten für 2 Personen:
1 rote und 1 gelbe Paprika,
1 Knoblauchzehe, 2 EL Distelöl, Salz,
Pfeffer, Saft von einer halben Zitrone,
1 EL frisch gehackte Petersilie,
1/2 türkisches Fladenbrot

Paprika waschen, entkernen und in Rauten schneiden. Knoblauch schälen und fein hacken. 1 EL Öl in einer Pfanne erhitzen und die Paprika kurz darin andünsten. Knoblauch zugeben und mit Salz und Pfeffer würzen. Vom Herd nehmen und etwas abkühlen lassen. Das restliche Öl, den Zitronensaft und die Petersilie untermischen. Fladenbrot leicht aufbacken, in schmale Spalten schneiden und mit der Peperonata servieren

Tipp: Wer es scharf mag, kann noch eine kleine entkernte, gewürfelte Pepperoni- oder Chilischote mitbraten.
Info: Die Carotinoide der Paprika werden durch das Garen noch leichter verfügbar und durch das Fett besser vom Körper aufgenommen. Vitamin C bleibt weitgehend erhalten. Petersilie enthält frisch eine Menge an Vitamin A und Vitamin C, was durch unsachgemäße Lagerung (wie Blumen im Wasserglas oder einfach so in der Küche) allerdings sehr schnell zerstört wird. Deshalb: Immer in einer Tupperdose oder in Frischhaltefolie im Kühlschrank aufbewahren.

Anti-Schnupfenbrot
1–2 EL Distelöl mit einer gehackten Knoblauchzehe mischen und mit Salz und Pfeffer würzen. Baguettescheiben rösten und mit dem Knoblauchöl bestreichen. Mit viel frischer Kresse belegen.

Frische Fruchtaufstriche

200 g frisches oder tiefgefrorenes Obst (z.B. Beeren, Aprikosen, Pfirsiche, Feigen) waschen, Steinobst entsteinen, Strunk entfernen. Mit 100 g Gelierzucker, 100 g geschälten Mandeln und einem Spritzer Zitronensaft mindestens 10 Minuten lang pürieren. Schmeckt auf Brot, im Müsli oder in Milchprodukten.

Info: Bereiten Sie immer nur kleine Mengen zu, denn frische Fruchtaufstriche sind maximal eine Woche im Kühlschrank haltbar. Dafür enthalten sie so gut wie alle Inhaltsstoffe, die beim Marmeladeeinkochen verloren gehen.

Hauptgerichte

Sauerkrautsalat mit Ananas und Kiwi

Zutaten für 2 Personen:
250 g Sauerkraut, 1 Ananas, 3 Kiwis,
1 EL Distelöl, Salz und Pfeffer

Sauerkraut mit einer Küchenschere etwas kleiner schneiden und zerteilen. Ananas und Kiwi schälen und in kleine Stücke schneiden, zum Sauerkraut geben. Mit Öl, Salz und Pfeffer abschmecken.
Dazu passt Vollkornbrot.

Info: Dieses Gericht ist ein toller Vitamin-C-Spender, da auch Kiwis und Ananas viel Vitamin C enthalten. Kiwi und Ananas enthalten Enzyme, die das Verdauen des Sauerkrauts erleichtern.

Safranspaghetti mit Zwiebeln

Zutaten für 2 Personen:
1 Zwiebel (150 g), 1 EL Öl, Salz,
250 g Spaghetti, einige Fäden Safran,
1 Schuss Weißwein, 50 ml Sahne,
50 g ger. Parmesan, Pfeffer,
4 Salbeiblätter

Zwiebel schälen, halbieren und in feine Streifen schneiden. In einer weiten Pfanne im Öl ca. 15 Minuten dünsten. Inzwischen in einem hohen Topf Wasser mit Salz zum Kochen bringen und die Spaghetti darin nach Packungsanleitung bissfest garen. Safran in einigen EL Kochwasser auflösen. Mit dem Weißwein und der Sahne zu den Zwiebeln geben und weitere 10 Minuten einkochen lassen. Parmesan unterrühren und mit Salz und Pfeffer würzen. Salbeiblätter waschen und fein hacken, in die Soße geben. Spaghetti abgießen und mit der Soße mischen, einige Minuten ziehen lassen.

Info: Salbei und Zwiebeln wirken durchblutungsfördernd, entzündungshemmend und antiseptisch.

Lauchpilaw
Zutaten für 2 Personen:
2 Stangen Lauch, 1 Knoblauchzehe,
2 große Karotten, 1 EL Öl,
1 Tasse Langkornreis, 2 Tassen Wasser,
Salz und Pfeffer, 100 g Räucherlachs,
1 EL frischer gehackter Dill oder Petersilie

Lauch waschen und in Ringe schneiden, Knoblauch und Karotten schälen, Knoblauch fein hacken, Karotte in Scheiben schneiden. Das Gemüse in einem tiefen Topf in Öl anbraten. Reis zugeben und mitbraten, bis er glasig wird. Mit Wasser ablöschen und mit Salz und Pfeffer würzen. Den Deckel auflegen und den Reis in ca. 20 Minuten gar kochen. 5 Minuten vor Garende den Lachs in Stücken zugeben und ziehen lassen. Mit Dill oder Petersilie bestreuen.

Info: Lauch reinigt auf milde Art Magen und Darm von Bakterien und Pilzen und liefert Zink für die Wundheilung. Geräucherter Lachs enthält Carotinoide und ungesättigte Fettsäuren.

GESUNDHEIT: WAS MACHE ICH, WENN ... !?!

Die in diesem Kapitel aufgezählten Maßnahmen sind unterstützende Hilfen bei kleinen Krankheiten. Verschwinden die Beschwerden nicht, suchen Sie bitte einen Arzt auf.

... ich eine Grippe habe?

Starke Erkältungen und grippale Infekte gehen mit Kopf-, Hals-, Gliederschmerzen, Fieber, Schnupfen und Heiserkeit einher. Bei einer Infektion ist Bettruhe unbedingt nötig, und zwar so lange, bis die Symptome abgeklungen sind. Unterstützen können Sie die Abwehrreaktion des Körpers mit Vitamin-C- und -A-reichem Obst und Gemüse wie Zitronen, Orangen, Karotten, Broccoli, Zwiebelgewächsen, Fenchel. Trinken Sie mindestens 2–3 Liter heißen Lindenblütentee und Suppe. Mittel gegen Fieber finden Sie auf S. 145f.

... ich ständig erkältet bin?

Stärken Sie Ihre Abwehrkräfte, das schützt vor Infekten. Pluspunkte für Ihre Immunabwehr: eine vitamin- und bioaktivstoffreiche Ernährung. Essen Sie deshalb täglich mindestens 3 Portionen frisches Obst und Gemüse, trinken Sie viel, bewegen Sie sich an der frischen Luft, machen Sie regelmäßige Saunabesuche oder Kneipp-Anwendungen. Hilfreich sind auch Tees aus Holunder- oder Lindenblüten. Auch Stress schwächt die Abwehr, lernen Sie sich zu entspannen (s. Kapitel Entspannung ab S. 93) und schalten Sie öfters mal ab.

...meine Augen gereizt und entzündet sind?

Waschungen mit Salzwasser (1 g Salz auf 100 ml Wasser entspricht der Augenflüssigkeit), und danach Spülungen mit Kamille oder Augentrost tun Ihren Augen gut. Dazu 1 TL Kräuter (Kamille oder Augentrost) mit 100 ml kochendem Wasser angießen, nach 1–2 Minuten abseihen und auf Handtemperatur abkühlen lassen. Mit einer Augenbadewanne (Apotheke) das Auge baden. Alternativ als Kompresse auflegen.

... meine Stimme wegbleibt?

Wenn die Stimmbänder entzündet sind, sollten Sie das Sprechen vermeiden. Wenn sie dennoch etwas sagen, dann versuchen Sie richtig zu sprechen. Ja nicht flüstern, denn das strapaziert die Stimmbänder noch mehr. Täglich 3 TL Bienenhonig mit heißer Milch einnehmen, über den Tag verteilt immer wieder heißen Kamillentee trinken und den Hals warmhalten.

... mein Rücken / Nacken verspannt ist?

Nehmen Sie bei Verspannungen vor dem Schlafengehen ein heißes Bad, das löst Verkrampfungen. Auch professionelle Massagen und Wärmebehandlungen helfen. Kommen die Rückenschmerzen vom täglichen langen Sitzen? Dann bewegen Sie sich täglich, um den Körper insgesamt zu lockern.

Eine Übung, um zwischendurch die Rückenmuskulatur zu kräftigen:
Stellen Sie Ihren Stuhl mit der Lehne an die Wand, damit er nicht nach hinten wegkippen bzw. -rollen kann. Setzen Sie sich auf den Stuhl und grätschen die Beine hüftbreit. Lassen Sie den Kopf locker nach vorne und die Arme zu Seite hängen. Rollen Sie langsam Wirbel für Wirbel nach vorn ab, bis der Oberkörper auf den Schenkeln liegt. Atmen Sie tief ein und aus. Rollen Sie langsam Wirbel für Wirbel nach oben auf, bis Sie wieder aufrecht sitzen. Der Kopf sollte als Letztes aufgerichtet werden. Danach dehnen und strecken Sie sich.

... mir übel ist?

Bei Übelkeit und Brechreiz will sich der Körper von Schadstoffen befreien. Nach dem Erbrechen geht es den meisten wieder gut. Unterdrücken sie den Brechreiz also nicht. Danach den Magen mit schonender und carotinreicher Kost wie Karotten, Kartoffeln, Kürbis aufbauen. Saure, fettige, schwer verdauliche Speisen meiden. Gegen Reiseübelkeit, die meist psychologische Ursachen hat, helfen Cola und Salzstangen, aber auch Bier. Reisetabletten auf Ingwerbasis sind ebenfalls gute Hilfsmittel.

... bei Darmträgheit?

Bringen Sie Ihren Darm auf Trab: Ballaststoffreiche Ernährung mit viel Vollkorn, Obst und Gemüse, ausreichend Flüssigkeit und viel Bewegung helfen. Finger weg von Abführmitteln, die schädigen den Darm und machen ihn, da er sich an die Hilfe gewöhnt, noch träger. Tipps gegen Verstopfung finden Sie auf S.152.

... alle Glieder schmerzen?

Dann kann eine Erkältung im Anmarsch sein. Nehmen Sie ein Erkältungsbad, darin sind die wirksamen Kräuter Rosmarin, Kampfer und Eukalyptus. Trocknen Sie sich nicht ab, sondern legen Sie sich ins vorgewärmte Bett und decken Sie sich gut zu. Schwitzen sie eine gute Stunde. Lindenblütentee hilft Ihnen dabei. Anschließend waschen, trocken anziehen und noch mindestens eine Stunde ruhen. Das Erkältungsbad empfiehlt sich vor dem Schlafengehen, denn es macht schön müde.

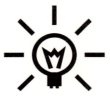

GESUNDHEIT: SOS-TIPPS

Bei ersten Anzeichen von Schnupfen

Das erste Kribbeln in der Nase können Sie mit Rotlicht (s.o.), Salzwasser schnupfen, einem ansteigenden Fußbad (nach Kneipp) und heißem Holunderblütentee bekämpfen.

Ansteigendes Fußbad: Eine Wanne zur Hälfte mit 37 Grad warmen Wasser füllen, die Füße hineinstellen und so lange heißes Wasser nachlaufen lassen, wie die Temperatur erträglich ist. 10–15 Minuten baden, danach das Wasser abstreifen, Wollsocken darüber ziehen und einige Minuten gehen. Dieses Bad erwärmt den ganzen Körper. Etwas unangenehm, aber wirkungsvoll ist es, kaltes Salzwasser zu schnupfen.

Sprechen trotz Heiserkeit

Wenn Sie trotz Heiserkeit doch einmal länger reden müssen, dann hilft Emser Salz aus der Apotheke. Das gibt es zum Lutschen oder zum Gurgeln.

Gegen kalte Füße und Hände ...

... hilft ein Wechselbad der Füße bzw. Hände. Danach mit Rosmarincreme eincremen. Gymnastik machen oder laufen, bis Sie außer Atem sind.

Fieber

Acetylsalicylsäure (Aspirin, ASS u.ä.) senkt das Fieber und wirkt gegen Schmerzen. Sie wirkt durchblutungsfördernd und verdünnt das Blut. Deshalb sollten Sie diese Medikamente nicht bei Blutungsgefahr einnehmen. Wer einen empfindlichen Magen hat, kann die Tabletten vorher in etwas Wasser auflösen oder als Sprudeltablette nehmen. Acetylsalicylsäure heilt nicht, lindert aber die Symptome.

Vitamine und Mineralstoffe als Präparate

Sie ersetzen keinesfalls frisches Obst und Gemüse. Wenn es aber schnell gehen soll, werden sie als Brause oder in Form von Saft am besten aufgenommen.

Gliederschmerzen …
… kündigen meist eine Grippe an. Warmes Bier mit Honig und danach zwölf Stunden Bettruhe können helfen.

Durchfall
Hier helfen auf die Schnelle nur Kohletabletten. Sie absorbieren alle Flüssigkeit im Darm. Danach haben Sie wahrscheinlich Verstopfung, und auch Ihre Darmflora muss sich erst mal erholen.

Verstopfung
Verrühren Sie 1 Glas lauwarmes Wasser mit 1 EL Milchzucker, bis er sich gelöst hat und trinken Sie das ganze Glas. Tut sich innerhalb von drei Stunden nichts, können Sie in der Apotheke ein Mini-Klistier besorgen, das von hinten nachhilft.

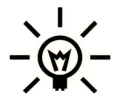

GIFTLISTE GESUNDHEIT

Ernährung ohne frisches Obst und Gemüse / Fertigmenüs aus der Tüte ...

... sind Killer für das Immunsystem. Sie liefern wenig Vitamine und Mineralstoffe. Versuchen Sie bewusst, jeden Tag einen Apfel und eine Tomate zu essen. Bei Fertigmenüs sollten Sie solche mit Tomatensauce vorziehen.

Klimaanlage

Bei Klimaanlagen im Büro und im Auto muss der Körper drastische Temperatursprünge aushalten. Durch den entstehenden Luftzug können Sie sich verkühlen. Bakterien und Viren können durch Klimaanlagen verbreitet werden. Wenn möglich, Klimaanlagen abrüsten, sonst wenigstens regelmäßig warten lassen.

Mit nassen Schuhen durch den Tag

Nasse Schuhe lassen die Füße erkalten. Die Durchblutung sinkt, die Gefahr einer Erkältung steigt. Nehmen Sie bei Regenwetter ein zweites Paar Schuhe mit. Wechseln Sie tagsüber regelmäßig die Schuhe.

Zu viel Alkohol ...

... vernichtet Vitamin C, außerdem beeinträchtigt er die Milz und Thymusdrüse, in der Abwehrkörper gebildet und gelagert werden. Zudem lässt zu viel Alkohol die Krebsgefahr steigen. Andererseits: Täglich ein Glas Wein (Männer 1/4 l, Frauen 1/8 l) ist empfehlenswert, denn Rotwein enthält viele sekundäre Pflanzenstoffe, z.B. Flavonoide, die die Blutgefäße schützen und stärken.

Nikotin ...

... ist ein agressiver Stoff. Er zerstört die Lunge und kleinen Äderchen, so dass die Durchblutung der Arme und Beine gestört wird. Raucher sind auch anfälliger für Erkältungen. Am besten wäre es, ganz aufzuhören. Ist das nicht möglich, dann nehmen Sie zusätzlich Vitamin C und E ein, die Schadstoffe unschädlich machen. Betacarotin nicht hochdosiert einnehmen – das verstärkt die Gefahr.

Zu wenig frische Luft ...

... lässt das Immunsystem erschlaffen. Der Temperaturwechsel, das Licht, der Wind und die schwankende Luftfeuchtigkeit sind Reize, die den Körper fit und widerstandsfähig machen.

2. SCHÖNHEIT

Unter Schönheit stellt sich seit jeher jeder etwas anderes vor – abhängig von Zeitalter, Gesellschaft und Kultur. Während das 18. Jahrhundet üppige Formen und einen blassen Teint als Inbegriff von Schönheit betrachtete, gelten heute, zumindest in unserer Kultur, eine schlanke Figur und eine sonnengebräunte Haut als schön. Schönheit empfindet jeder subjektiv – und besonders kritisch ist man oft gegen sich selbst. Das ist schade, denn schön sein heißt auch: sich selbst schön finden. Und das fällt uns ungeheuer schwer. Da wird das eigene Aussehen verglichen mit Bildern aus den Medien, da werden sogenannte Problemzonen mit massiver Hartnäckigkeit behandelt. Doch sollten wir auch die eigenen schönen Seiten wahrnehmen. Erst wenn wir sie einmal entdeckt haben, ist sie plötzlich da, die innere Ausstrahlung, die einen Menschen attraktiv und schön macht. Doch es gibt auch einige objektive Kriterien, die Schönheit ausmachen: Eine gesunde, klare Haut; glänzendes, üppiges Haar; strahlende Augen; kräftige Nägel. Auch Vitalität und Gesundheit gehören einfach zur Ausstrahlung eines attraktiven Menschen.

Allein durch Pflege und Kosmetik von außen lässt sich der schöne Schein auf Dauer jedoch nicht wahren. Denn aufgebaut werden Haut, Haare und Nägel durch Stoffe, die wir essen müssen. Unser Verdauungssystem löst sie aus der Nahrung und unser Blutkreislauf bringt sie an die Stellen, wo sie gebraucht werden. Gleichzeitig nimmt das Blut die Abbaustoffe auf, transportiert sie zur Entgiftung in Leber und Niere und übernimmt die »Entsorgung«. Das ist notwendig, denn unsere Zellen erneuern sich ständig. Je reibungsloser dieser Ab- und Aufbau funktioniert, desto schöner sind wir.

Zusätzlich können pflegende Stoffe die Schönheit auch von außen unterstützen und gezielt die schönen Stellen hervorheben.

10 natürliche Schönheits-Elixiere

Wasser
Genügend Wasser im Körper macht die Haut schön fest und straff. Denn unser Körper besteht zu 60 % aus Flüssigkeit – mit dem Alter nimmt der Gehalt ab. Wasser ist Transportmittel für Nährstoffe und Abfallprodukte und hilft, die Körpertemperatur zu regulieren. Trinken Sie daher 1,5–2 l Wasser über den Tag verteilt. Bei Hitze und Sport steigt der Bedarf. Aber nur Wasser, Kräutertee oder Saftschorle zählen. Schwarztee, Kaffee und Alkohol entziehen dem Körper Wasser.

Champignons
Die Stoffe im Champignon machen die Haut straff und das Haar glänzend, denn Eiweiß ist ein wichtiger Zellbaustein, Pantothensäure unterstützt die Wundheilung und Biotin verleiht dem Haar Glanz.

Spinat
Spinat enthält viel Folsäure. Folsäure spielt eine zentrale Rolle bei der Zellteilung und Zellbildung. Daher braucht der Körper für die Zellerneuerung der Haut täglich Folsäure. Außer im Spinat ist Folsäure in allen Blattgemüsen und Salaten zu finden. Außerdem ist Spinat reich an Biotin, das Nägel, Haare und Haut stärkt.

Matjes (Hering)
Ein toller Schönmacher ist der Matjes, weil er Omega-3-Fettsäuren für gesunde Haut enthält. Sie wirken entzündungshemmend. Selen als weiterer wichtiger Inhaltsstoff stärkt und schützt die Zellwände. Auch Makrelen sind reich an diesen Inhaltsstoffen.

Sesamsamen
Sesamsamen erhalten die Elastizität des Bindegewebes und festigen die Haarstruktur, denn sie enthalten die dafür wichtigen Mineralstoffe Jod, Zink, Eisen und Fluor.

Mandeln
Die Bioaktivstoffe in Mandeln unterstützen die Hautfunktion. Zusammen mit Vitamin E schützen sie die Zellen vor Umwelteinflüssen. Knabbern Sie ab und zu Mandeln als Snack.

Parmesan
Parmesan ist reich an Calcium und sorgt so für schöne Zähne und feste Nägel. Das Vitamin A im Parmesan hilft der Haut, sich zu regenerieren.

Hefe
Hefe ist das Powerpaket für Haut und Haar, da sie alle B-Vitamine hat. B-Vitamine sind an allen Stoffwechselprozessen und bei der Zellerneuerung beteiligt. Hefe hilft bei unreiner Haut.

Vollkornbrot
Vollkornbrot enthält viele B-Vitamine und Ballaststoffe. Vitamin B 6 ist bei der Zellneubildung beteiligt und somit wichtig für Wachstum von Haut und Haar. Ballaststoffe helfen, die Abfallstoffe schneller aus dem Körper zu transportieren.

Molke
Molke ist ein Nebenprodukt bei der Käseherstellung und enthält kaum Fett. Ihre wohltuende Milchsäure, hochwertiges Eiweiß und viele B-Vitamine und Mineralstoffe straffen die Haut. Der Milchzucker regt die Verdauung an und entschlackt. Und das bei extrem wenig Kalorien!

SCHÖNHEITS-WOCHENENDE

Sparen Sie sich das Geld für die Beautyfarm: Das können Sie auch selber zu Hause! Wichtig: Tun Sie so, als ob Sie tatsächlich weg wären – kein Telefon, keine Verabredung. Machen Sie es sich schön, sorgen Sie für Blumen und entspannende Musik. Und packen Sie alle liegengelassene Arbeit weg.

Nehmen Sie sich Zeit für Ihr Aussehen. Masken und Kuren wirken von außen, Getränke und Speisen von innen. Bieten Sie Ihrem Körper alles, was er zum Schönsein braucht. Vielleicht macht eine Freundin mit. Besorgen Sie sich ein Hörbuch oder Entspannungsmusik – das tut bei Masken gut.

Die Drinks, Masken und Kuren sind immer für eine Person, die Kochrezepte für zwei Personen ausgelegt.

Freitag

Beginnen Sie Ihr Wochenende mit dem Einkaufen am Freitagnachmittag.

> *Einkaufsliste*
> 250 g TK-Hühnerbrust, 1 kleiner Eissalat, 1 Gurke, 1 kleine Zucchini, 250 g Champignons, 1 frische Tomate, Salatkräuter, gehackte Petersilie, 1 Zitrone, 1 Pfirsich, 1 Apfel, 100g Himbeeren nach Saison frisch oder tiefgekühlt, 3 getrocknete Tomaten, 250 g Pasta, Sesamsamen, 4 Scheiben Vollkornbrot, 1 Pckg. Frühstücksmüsli Frucht, 1 Pckg. ganze Mandeln, 1 l fettarme Milch, 1 Schmand, 0,5 l Molke, 1 Pckg. frische Hefe, 50 g Parmesan am Stück, 1 Pckg. Heringsfilets nach Matjesart, 1 Pckg. Fertigsalat aus dem Kühlregal, 1 Weizenbier

> *Aus dem Vorrat*
> Kakaopulver, Instantkaffee,
> Haferflocken, Wildblütenhonig,
> Olivenöl, Salz, Pfeffer, Senf,
> Sonnenblumenöl, 1 Zwiebel,
> 1 Knoblauchzehe

Zur Einstimmung auf das Schönheitswochenende schauen Sie sich am Freitagabend Ihren Lieblingsfilm an oder lesen Sie ein schönes Buch.

Samstag

Erst mal Ausschlafen! Genießen Sie es, ohne Wecker aufzuwachen. Der Mocca-Drink macht Sie munter – aber es darf auch Milchkaffee oder grüner Tee sein. Dann sind die Haarkur und die Maske dran. Legen Sie sich beim Einwirken noch einmal ins Bett, hören Sie vielleicht Ihr neues Hörbuch und öffnen Sie das Fenster, wenn es warm genug ist.

Morgens
Mocca-Hafer-Molke-Drink
Zutaten für 1 Glas:
2 EL Haferflocken,
1/4 l Molke,
1 TL Kakaopulver,
2 TL Instant-Kaffee,
1 EL Wildblütenhonig

Alle Zutaten im Mixer pürieren.
Info: Der Drink bringt die Verdauung in Schwung, entschlackt und macht eine schöne reine Haut

Bierkur fürs Haar

Zutaten:
1 Weizenbier

Die Haare waschen und leicht vortrocknen. Die Hälfte des Bieres in das Haar einmassieren und 20 Minuten wirken lassen. Dann das Haar erneut waschen und mit viel Wasser nachspülen. Restliches Bier auf das Haar verteilen und durchkämmen.
Info: Das Bier gibt dem Haar Glanz, Festigkeit und Fülle. Und keine Sorge: Nach dem Trocknen riecht das Haar nicht nach Bier.

Honig-Hefemaske für Gesicht und Hals

Zutaten:
2 EL reines Pflanzenöl
(z. B. Distel- oder Sonnenblumenöl),
1 EL frische Hefe (1/2 Würfel),
1 TL Honig

Das Öl in einem hohen Topf im Wasserbad erwärmen. Hefe und Honig zugeben und alles zu einer homogenen Masse verrühren.

Die Mischung auf das gut gereinigte Gesicht und den Hals auftragen und trocknen lassen. Dann vorsichtig mit den Fingern abreiben, ohne die Haut dabei zu zerren. Mit warmem Wasser nachspülen. Nun lassen sich Talgdrüsen vorsichtig ausdrücken. Eine leichte Tagescreme auftragen. Anschließend Augenbrauen in Form zupfen.
Info: Hefemasken sind toll bei unreiner und fettiger Haut. Hefe regt die Talgproduktion an; daher kann es sein, dass bei der Anwendung die Unreinheiten erst mal stark hervortreten, bevor sie abklingen und verschwinden.
Nach dieser wundervollen Pflege sollten Sie einen kleinen, genüsslichen Stadtbummel machen.

Mittags
Salat mit Sesamhuhn und Vollkornbrot
Zutaten für 2 Personen:
250 g Hühnerbrust, 1 kleiner Eissalat,
1/2 Gurke, 1 kleine Zucchini, Salatkräuter,
1 EL Senf, 2 EL Zitronensaft, Salz, Pfeffer,
2 EL Sonnenblumenöl, 3 EL Sesam,
2-4 Scheiben Vollkornbrot

Hühnerbrust ggf. auftauen lassen, in feine Streifen schneiden. Gemüse und Kräuter waschen. Eissalat in kleine Stücke teilen. Gurke schälen, halbieren und klein schneiden, Zucchini grob raspeln. Für das Dressing Salatkräuter, Senf, Zitronensaft und 1 EL Öl verrühren, mit Salz und Pfeffer abschmecken. Restliches Öl erhitzen, Hühnerstreifen in Sesam wenden und bei mittlerer Hitze im Öl braten. Salat und Gemüse mit dem Dressing mischen und mit dem Sesamhuhn und Vollkornbrot servieren.
Info: Zusätzlich zum Mineralstofflieferanten Sesam hilft die Gurke, zu entwässern. Zucchini regt den Zellstoffwechsel an und Hühnerfleisch liefert Molybdän, das entgiftet und entsäuert.

Entspannung pur
Zur warmen Jahreszeit ist eine Mittagsruhe auf der grünen Wiese oder auf dem Balkon ideal: Legen Sie sich in die Sonne – am besten auf einer bequemen Liege. Im Winter darf's ein Nickerchen sein und danach ein Besuch im Sonnenstudio. Denn in der dunklen Jahreszeit tut etwas UV-Licht Haut und Knochen gut. Aber übertreiben Sie nicht: zu langes und zu häufiges Sonnenbaden macht die Haut trocken und faltig – ganz gleich ob das Licht von der Sonne oder aus der Röhre stammt.

Abends
Pasta mit Pilzen und Parmesan
Zutaten für 2 Personen:
1 halbe Zwiebel, 1 Knoblauchzehe,
3 getrocknete Tomaten,
250 g Champignons, 1 EL Olivenöl, Salz,
Pfeffer, 1 frische Tomate, 250 g Pasta,
50 g gehobelter Parmesan

Zwiebel und Knoblauch schälen und fein hacken. Getrocknete Tomaten ebenfalls fein würfeln. Champignons putzen und feinblättrig schneiden. Öl in einer Pfanne erhitzen. Zwiebeln, Knoblauch und getrocknete Tomaten darin anbraten, Champignons zugeben und mit braten. Mit Salz und Pfeffer würzen. Tomate waschen, fein würfeln und zu den Pilzen geben. Pasta nach Packungsanleitung zubreiten. Anschließend abgießen und zu den Pilzen geben. Einige Minuten ziehen lassen. Parmesan darüber hobeln und servieren.
Info: Pilze schwemmen aufgrund ihres hohen Kaliumgehalts Flüssigkeit aus dem Körper. Tomaten liefern zellschützendes Lycopin.

Nachts
Nacht-Kur für Hände und Fingernägel
Vor dem Schlafengehen massieren Sie Ihre gewaschenen Hände dick mit einer Nachtcreme oder mit Olivenöl ein. Ziehen Sie anschließend Baumwollhandschuhe darüber. Über Nacht nimmt die Haut besonders gut die pflegenden Stoffe auf.

Sonntag

Ausgiebig Ausschlafen! Denn Schlaf ist für die Schönheit ein Muss. Der Körper kann sich ausruhen und regenerieren. In der Nacht läuft die Zellerneuerung auf Hochtouren. Die Haut sieht bei ausreichendem Schlaf stets frisch und rosig aus. Nach dem Molkedrink ist der ideale Zeitpunkt, Maniküre zu machen, weil die Nagelhaut von der Packung weich und geschmeidig ist.

Morgens
Erdbeer-Molke Drink
Zutaten für 1 Glas:
100 g (Tiefkühl-)Erdbeeren,
125 ml Molke, 1 EL Honig,
nach Belieben ein Spritzer Zitronensaft

Erdbeeren waschen und putzen (TK-Erdbeeren antauen lassen), mit den restlichen Zutaten in einen Mixer geben und pürieren
Info: Erdbeeren sind wahre Vitalstoffbomben. Durch ihre Carotinoide schützen sie die Zellen. Sie stärken das Bindegewebe und wirken wie die Molke entwässernd. Statt Erdbeeren können Sie auch ein bis zwei reife Pfirsiche nehmen.

Spaziergang
Eine Stunde spazieren gehen. Gehen Sie dabei abwechselnd schneller und langsamer. Das bringt den Kreislauf in Schwung, stärkt das Herz und regt die Verdauung an. Wer will, kann zum Knabbern ganze Mandeln mitnehmen.

Nach dem Spaziergang gönnen sie Ihren Füßen eine umfassende Pflege:

Rosmarin-Fußbad
Zutaten:
2 TL Rosmarinnadeln,
2 TL Lavendelblüten, 2 TL Salbeiblätter,
2 TL Olivenöl

Die Kräuter mit einem Messer oder im Mörser grob zerkleinern. Mit 1/4 l kochendem Wasser aufbrühen, 10 Minuten ziehen lassen und mit dem Öl in eine kleine Wanne geben. Mit warmem Wasser aufgießen.
Weichen Sie Ihre Füße darin ca. 10 Minuten ein. Wenn Sie Hornhaut haben, können Sie diese mit Bimsstein behandeln.

Trocknen Sie die Füße anschließend sorgfältig ab, vor allem die Zehenzwischenräume. Schneiden Sie die Zehnägel kurz und gerade, dann wachsen sie nicht ein. Schieben Sie vorsichtig die Nagelhaut mit einem Rosenholzstäbchen zurück. Cremen Sie ihre Füße mit Olivenöl ein und massieren Sie dabei kräftig die Fußsohlen.

Info: Rosmarin belebt, Lavendel und Salbei wirken Schweißfüßen entgegen. Olivenöl macht auch die hartnäckigste Hornhaut schön weich und lässt sie bei regelmäßiger Anwendung verschwinden.

Mittags
Mandel-Müsli mit vielen Früchten
Zutaten für zwei Portionen:
40 g ganze Mandeln,
2 TL Wildblütenhonig,
6 EL Frühstücksmüsli Frucht, 1 Apfel,
dazu nach Saison 100 g Himbeeren
frisch oder tiefgekühlt,
1/2 l fettarme Milch

Mandeln grob hacken und in einer Pfanne trocken rösten, bis sie duften. Den Herd ausschalten und Honig über die Mandeln geben. Mit dem Müsli mischen. Obst waschen, nach Bedarf schälen, entkernen und klein schneiden. Zum Müsli geben und das ganze auf einem Teller mit Milch übergießen.

Info: Dass Mandeln schön machen, hat auch die Kosmetikindustrie erkannt. Müsli aus vollem Korn und Äpfel bringen den Darm auf Trab. Himbeeren enthalten viel Biotin, das Glanz und Fülle ins Haar bringt und die Haut weich und geschmeidig macht.

Das Finish
Nach einem kleinen Mittagsschläfchen ist noch einmal der Körper dran: Er muss Haare lassen. In der Achselhöhle ist Rasieren die schonendste Möglichkeit. An den Unterschenkeln ist Epilieren sinnvoll: Dabei werden die Haare ausgezupft. Das erledigt ein zweiter Aufsatz für den Rasierer. Die Anschaffung eines Lady Shave lohnt sich. Falls Sie eine Enthaarung im Schambereich und im Gesicht erwägen, sollten

Sie sich lieber von einer Kosmetikerin beraten lassen. Danach sollte die Haut beruhigt werden, z. B. mit Aloe Vera Lotion oder speziellen Aftershaveprodukten für die Frau.

Massage: Toll zu zweit
Wenn Sie die Schönheitskur zu zweit machen, ist Partnermassage ideal: Einer legt sich auf das mit einem Badetuch ausgelegte Bett auf den Bauch, der andere massiert vor allem den Nacken, Rücken und die Arme, aber auch Füße und Beine mit einer Mischung von Olivenöl und Johanniskrautöl im Verhältnis 1:1: Das entspannt nicht nur, sondern glättet und beruhigt die Haut.

Abends
Matjes mit Salat
Zutaten für 2 Personen:
1 Zwiebel, 1 Pckg. Heringsfilets nach Matjesart, 1 Pckg. fertiger Blattsalat aus dem Kühlregal, 1/2 Gurke, 2–3 EL Schmand, 1 EL gehackte Petersilie, evtl. Zitronensaft zum Abschmecken

Zwiebel schälen und in Ringe schneiden. Matjes aus der Packung nehmen und mit Küchenpapier rundum abtupfen, mit den Zwiebelringen bestreuen. Den Salat kurz unter fließendem Wasser abspülen, die Gurke waschen, schälen und raspeln. Salat mit Gurke, Schmand und Petersilie mischen. Nach Bedarf mit Zitronensaft abschmecken. Dazu passt Pumpernickel.

SCHÖNHEIT: DAS BRINGT'S FÜR DIE HAUT

Die Haut ist unser größtes Sinnesorgan. Sie schützt unseren Körper vor äußeren Einflüssen, bewahrt ihn vor dem Austrocknen, reguliert den Wärme-Haushalt und lagert Reserven für den Körper. Die dickste Schicht der Haut ist das Bindegewebe, das unter der Oberhaut sitzt. Es hat die Aufgabe, Nährstoffe zu speichern und abzugeben, aber auch Abfallstoffe aufzunehmen, die dann über den Körperstoffwechsel abtransportiert werden. Ist der Stoffwechsel gestört, lagern sich Stoffe im Bindegewebe ab. Die Haut ist schlechter durchblutet, verliert an Frische und Elastizität. Deshalb ist die Pflege der Haut sowohl von außen durch Bäder, Massagen und Masken als auch von innen durch richtige Ernährung wichtig:

Die Körperhaut

Duschen / Baden
Duschen ist schnell, erfrischt, macht munter und strafft das Gewebe. Baden entspannt und beruhigt, kann die Entgiftung anregen, aber die Haut auch austrocknen. Verzichten Sie auf Dusch- oder Badegel, benutzen Sie schlichte Seife für Achsel und Intimbereich – für den Rest reicht Wasser! Cremen Sie sich nach jedem Duschen/ Baden ein.

Orangen-Schönheitsbad
Saft von 4–6 ausgepressten Orangen auf ein Vollbad
Info: Erfrischt und strafft die Haut.

Molke-Schönheitsbad
2–3 l Molke (auch als Instant-Mix) pro Vollbad
Info: Molke glättet und pflegt die Haut.

Massagen
Sie fördern die Durchblutung sowie den Abtransport von Giftstoffen und halten die Haut elastisch.

Trockenbürstenmassage
(s. Seite 72) können Sie bei sich selber ohne fremde Hilfe mit Bürste oder Luffaschwamm anwenden. Sie fördert die Durchblutung und löst alte Hautzellen ab.

Die Gesichtshaut
Dampfbäder, zarte Peelings und pflegende Masken sind ideal für die feine Gesichtshaut, den Hals und das Dekolletee.
Beginnen Sie mit einem Dampfbad oder einem Peeling – beide Vorgehensweisen entfernen abgestorbene Hautschuppen und öffnen die Poren. Anschließend tragen Sie die Maske auf Gesicht, Hals und Dekolletee auf, dabei die Augen aussparen. Danach 30 Minuten ruhen. Die Maske anschließend mit viel lauwarmem Wasser abnehmen und eine Pflegecreme auftragen

Kräuter-Dampfbad
2 EL Kräuter (z.B. Kamille oder Thymian) mit heißem Wasser in einer weiten Schüssel aufgießen. Kopf über die Schüssel beugen, mit einem Handtuch abdecken und 10–15 Minuten schwitzen, dabei tief atmen.
Info: Dampf reinigt sanft und öffnet die Poren, gleichzeitig wird die Lunge befeuchtet. Eignet sich für die empfindliche Haut.

Mandel-Peeling
Zutaten:
3 EL gemahlene Mandeln,
ca. 2 EL heißes Wasser, 1 Eigelb,
1 TL Honig
Alles verrühren und dick auf Gesicht, Hals und Dekolletee auftragen.
Nach 30 Minuten mit warmem Wasser vorsichtig abreiben.
Info: Entfernt verhornte Hautzellen und fördert die Durchblutung. Grundsätzlich für alle Hauttypen geeignet.

SCHÖNHEIT

Sonnenblumenmaske
1 Handvoll Sonnenblumenkerne,
1 TL Honig und 1 TL Pflanzenöl mit dem
Pürierstab pürieren, bis ein Brei entsteht.
Auf Gesicht und Hals auftragen.
Info: Die Maske wirkt durchblutungsfördernd, reinigend und glättend.

Pfirsichmaske
Einen reifen Pfirsich waschen, schälen, klein schneiden und mit der Gabel zerdrücken. Während der Einwirkzeit ein feuchtes Tuch (Kompresse) darüber legen, damit die Maske nicht austrocknet.
Info: Für jede Haut erfrischend und glättend.
Tipp: Statt Pfirsich können Sie genauso gut eine Handvoll Himbeeren nehmen.

Avocadomaske
1/2 reife Avocado schälen, mit 1 TL Zitronensaft und 1 TL Pflanzenöl (Distelöl) pürieren, auf Gesicht und Hals auftragen.
Info: Avocado ist reich an ungesättigten Fettsäuren. Sie nährt und belebt trockene Haut.

Gurkenmaske
1/2 Gurke waschen, schälen und in dünne Scheiben hobeln, auf Gesicht, Hals und Dekolletee verteilen. Mit einem feuchten Tuch (Kompresse) abdecken.
Info: Erfrischt und glättet fette Haut. Bringt der Haut viel Feuchtigkeit.

Honig-Quarkpackung
2 EL Magerquark abtropfen lassen, mit 2 TL Zitronensaft und 2 EL Honig cremig rühren, auf Gesicht, Hals und Dekolletee verteilen. Mit einem feuchten Tuch abdecken.
Info: Wirkt belebend und nährend auf müde Haut.

SCHÖNHEIT: DAS BRINGT'S FÜR HÄNDE UND NÄGEL

Neben dem Gesicht sind gepflegte Hände und Nägel ein Aushängeschild. Sie unterstützen unsere Mimik und werden gleichzeitig durch Arbeit in Haus und Garten strapaziert. Regelmäßige Pflege erhält die Gesundheit und Schönheit der Hände und Nägel.

Für die Hände

Massieren Sie so oft wie möglich ihre Hände mit einer speziellen Handcreme. Die Nachtcreme fürs Gesicht tut auch den Händen gut – es kann ja eine preiswerte Sorte sein. Bei Putzarbeiten Handschuhe anziehen.

Für feste, glänzende Nägel

Nägel sind ein Spiegel unserer Gesundheit. Tiefe Rillen, Verfärbungen und Verformungen sind ein Zeichen von Mangel an Vitaminen und Mineralstoffen, können aber auch auf eine innere Krankheit hinweisen. Gehen Sie bei starken Veränderungen der Nägel zum Arzt.

Feilen Sie die Fingernägel

Der Griff zur Nagelschere ist nur in Ausnahmefällen (eingerissene Nägel, Zeitnot) erlaubt. Doch auch da gilt: Nach dem Schneiden nachfeilen, so dass keine scharfen Kanten bleiben.
Bei kräftigen Nägeln eine Diamantfeile verwenden, bei dünnen und brüchigen Nägeln eine Sandfeile. Feilen Sie immer von den Seiten in Richtung Mitte.

Nagelhaut
Die Nagelhaut niemals entfernen, das kann zu Entzündungen am Nagelbett führen. Die Fingernägel im warmen Seifenwasser ca. 5 Minuten einweichen, mit einem weichen Holzstäbchen die Nagelhaut zurückschieben.

Nagel-Kur
Nägel mit wenig Olivenöl einreiben, das macht sie schön glänzend. Durch Einreiben der Nägel mit Zitronensaft werden sie gekräftigt.
Eine Kur mit Kieselerde-Brausetabletten stärkt die Nägel von innen.

SCHÖNHEIT: DAS BRINGT'S FÜR DIE HAARE

Haare werden von innen ernährt und brauchen viele Vitamine und Mineralstoffe, um eine gesunde Struktur zu haben. Die richtige Wäsche und Haarkuren stärken das Haar gegen äußere Einflüsse wie Heizungsluft, Sonne und Kälte. Sie verleihen dem Haar Glanz, Fülle, Kämmbarkeit und beugen Spliss vor.
Vor einer Kur die Haare waschen und mit dem Handtuch trocknen. Packung im Haar verteilen, Plastikhaube aufsetzen und mit einem Handtuch warm halten. Nach 30–40 Minuten Einwirkzeit ausspülen.

Die Ei-Kur

1 Eigelb mit 1 Schnapsglas Branntwein verrühren und ins feuchte Haar massieren.
Info: Die Eikur gibt dem Haar Glanz und gute Frisierbarkeit. Sie macht normales Haar weich und geschmeidig.
Für dünnes, feines Haar ist die *Bier-Kur* (s.Seite 42) eine tolle Alternative zu Volumenspray.

Zitronensaft- oder Obstessigspülung

Den Saft einer Zitrone oder 50 ml Obstessig bis zu 1/4 l mit Wasser auffüllen. Nach dem Waschen als Spülung über das Haar geben.
Info: Die Säure der Zitrone oder des Essigs glättet die Haare und bindet die Härte des Wassers. Die Haare lassen sich leicht durchkämmen und sind wunderbar locker.

Kamillenspülung

3 Teebeutel Kamillentee mit 1 l kochendem Wasser übergießen und den Sud 20 Minuten bei zugedecktem Topf leicht ziehen lassen. Teebeutel entfernen und mit der Flüssigkeit nach der Haarwäsche die Haare spülen.
Info: Kamille setzt bei blonden Haaren leuchtende Akzente, macht das Haar griffig und gut frisierbar. Bei regelmäßiger Anwendung hellt es sanft auf.

Schwarzteespülung

3 Teebeutel schwarzen Tee wie oben beschrieben zubereiten und den Saft einer Zitrone zugeben.
Info: Verstärkt bei dunklen Haaren das natürliche Braun.

REZEPTE FÜR DIE SCHÖNHEIT

Drinks

Multivitamin-Molke
Zutaten für 1 Glas:
100 ml Multivitaminsaft, 100 ml Molke,
50 ml kohlensäurehaltiges Mineralwasser

Alles in ein Glas geben und umrühren.
Info: Viel Eiweiß und Vitamine.

Blutorangen-Molke
Zutaten für 1 Glas:
100 ml Blutorangensaft, 100 ml Molke,
50 ml kohlensäurehaltiges Mineralwasser
Alles in ein Glas geben und umrühren.
Info: Neben der Molke wirkt der Blutorangensaft durch seinen Gehalt an Biotin und Pantothensäure kräftigend auf Haut und Haar.

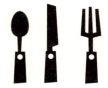

Snacks

Sesamkekse

Zutaten für 1 Backblech:
125 g Butter, 100 g Zucker, 1 Msp. Zimt,
1 Ei, 200 g gerösteter Sesamsamen,
125 g Mehl

Butter mit Zucker und Zimt schaumig rühren. Ei unterrühren. Sesamsamen und Mehl zugeben, alles zu einem Teig verarbeiten. Den Ofen auf 180 Grad erhitzen. Ein Backblech mit Backpapier auslegen. Kleine Häufchen auf das Blech setzen. Im Ofen 12–15 Minuten backen. Herausnehmen und abkühlen lassen.

Gefüllte Champignons

Zutaten für 2 Personen:
400 g Champignons, 1 kleine Zwiebel,
1 EL Öl, 40 g geriebene Mandeln,
1 Vollkornbrötchen, 1/2 Pckg. Rahmspinat (225 g), Salz und Pfeffer, Muskat

Champignons putzen und die Stiele herausschneiden. Zwiebel schälen und hacken. Zusammen mit den Champignonstielen in Öl anbraten. Mandeln zugeben und mitbraten. Das Brötchen einweichen. Rahmspinat auftauen lassen. Den Ofen auf 180 Grad vorheizen und ein Backblech mit Backpapier auslegen. Das Brötchen ausdrücken und mit den Zwiebel-Pilz-Gemisch, Ei und Spinat vermischen. Mit Salz, Pfeffer und Muskat abschmecken. Die Mischung in die Pilze füllen und auf das Backblech setzen Im Ofen bei 180 Grad etwa 20 Minuten lang backen.

Spinat-Sesamflammkuchen
Zutaten für 2 Personen:
1/2 Pckg. frische Hefe, 150 ml Molke,
300 g Mehl, Salz, 1 EL Öl,
1/2 Pckg. Rahmspinat, Pfeffer, 1 Zwiebel,
3 EL Sesam, 40 g geriebener Parmesan

Die Hefe in der Molke auflösen, mit Mehl, Salz und Öl zu einem glatten Teig verkneten und eine Stunde gehen lassen. Den Spinat auftauen lassen und mit Salz und Pfeffer kräftig würzen. Zwiebel schälen und in dünne Scheiben schneiden. Den Backofen auf 200 Grad vorheizen, den Teig zu 2 dünnen Fladen ausrollen, auf ein mit Backpapier ausgelegtes Blech legen, mit Spinat bestreichen und mit Sesam, Zwiebeln und Parmesan bestreuen. Im Ofen auf unterster Schiene etwa 20 Minuten backen.

Pikante Knuspermandeln
Zutaten für 2 Portionen:
100 g ganze Mandeln, 1 TL Curry,
1 TL Paprika, 1 TL Chilipulver 1 TL Salz,
1 Prise Pfeffer, 2 TL Öl

Mandeln in kochendem Wasser ca. 5 Minuten kochen. Anschließend abgießen und die braune Haut entfernen. Gewürze mischen. Öl in der Pfanne erhitzen, Mandeln zugeben und leicht anrösten. Zum Schluss die Gewürze mit den Mandeln vermischen.

SCHÖNHEIT: WAS MACHE ICH ...

... wenn ich Cellulitis habe?

Cellulitis, die so genannte Orangenhaut, ist eine Bindegewebsschwäche und tritt bei Frauen vor allem an den Oberschenkeln, am Po und am Bauch auf. Die Fettzellen vergrößern sich und lagern sich mit Gewebsflüssigkeit im Bindegewebe ab. Was wirklich gegen Cellulitis hilft, sind Übungen, die Bauch, Beine und Po trainieren (siehe Kapitel 5). Laufen, Fahrradfahren und Schwimmen sind ideal, aber auch Tanzen. Außerdem sollten Sie Ihr Normalgewicht erreichen, um Cellulitis wirkungsvoll zu bekämpfen.

Unterstützend wirkt auch die Trockenbürstenmassage (vgl. S. 72). Cremes oder Gels allein sind wenig effektiv, denn sie kommen gar nicht erst dort hin, wo sie wirksam werden müssten.

... bei Krampfadern?

Krampfadern sind ein Venenleiden, dass durch Bindegewebsschwäche, durch schwache Muskulatur, durch viele Schwangerschaften sowie durch stehende Tätigkeiten entsteht und vor allem an den Waden auftritt. Im schlimmsten Fall kann es zur einer Thrombose kommen: Das Blut in den Krampfadern verklumpt und verstopft die Ader, oder die Klumpen wandern in andere Organe.

Wenn Sie schon Krampfadern haben, dann müssen Sie auf jeden Fall zum Arzt. Vermeiden Sie starke Massagen, häufige Saunabesuche und ausgedehnte Sonnenbäder.

Zur Vorbeugung können Sie einiges tun: Duschen Sie täglich Ihre Beine bis zum Po mit kaltem Wasser ab, das hält die Gefäße elastisch. So oft wie möglich die Beine hoch legen und beim Sitzen nicht übereinander schlagen. Dann kann das Blut ohne Einschränkungen zirkulieren. Joggen, Wandern, Rad fahren und Schwimmen kräftigen die Beinmuskulatur.

... bei Besenreißern?

Besenreißer sind feine blaurote Äderchen und kommen an Ober- und Unterschenkel und an den Kniekehlen vor. Besenreißer entstehen wie Krampfadern durch schwache Venen und schwaches Bindegewebe. Sie sind vor allem ein kosmetisches Problem und können durch einen Facharzt verödet werden.

Bei Besenreißern sollten Sie ebenfalls heiße Bäder, Saunagänge, lange Sonnenbäder, starke Belastungen der Beine und kräftige Massagen vermeiden.

Zur Vorbeugung siehe Krampfadern.

... bei Hautrötung?

Die Haut ist gereizt und wehrt sich mit erhöhter Durchblutung gegen Kälte, Wind, Sonne und mechanische Beanspruchung. Hautrötungen können auch ein Zeichen für eine allergische Reaktion gegen einen bestimmten Stoff z. B. in einem Lebensmittel sein.

Gegen Hautreizungen helfen kühlende Cremes, aber auch die Avocadomaske von S. 50. Bei Verdacht auf eine allergische Reaktion sollten Sie einen Allergologen aufsuchen.

... wenn ich zu unreiner Haut neige?

Bei unreiner Haut ist die tägliche Reinigung sehr wichtig. Morgens und abends die Haut mit einem milden Reinigungsgel waschen und mit einer leichten Creme eincremen. Zur Unterstützung hilft die Honig-Hefemaske von S. 42 oder die folgende Weizenmehlmaske.

Weizenmehlmaske

2 EL Weizenmehl mit 2 EL Naturjoghurt verrühren und auf das Gesicht auftragen. Nach ca. 30 Minuten ist die Maske getrocknet. Mit viel warmem Wasser abreiben.

Info: Die Maske hilft bei unreiner Haut, großen und verstopften Poren.

Unterstützend kann auch eine Ernährungsumstellung wirken, bei der Sie alles Süße, Zucker und Weißmehl sowie Fette weglassen.

... wenn ich einen Pickel habe?

Gegen plötzliche einzelne Pickel hilft Vitamin C (Ascorbinsäure aus der Apotheke), das in wenig Wasser aufgelöst wird. Damit die Pickel betupfen, das desinfiziert.

... wenn ich Sommersprossen habe?

Seien Sie froh – denn Sommersprossen sind in!

... wenn ich Altersflecken habe?

Wegbleichen lassen sich Altersflecken nicht. Aber regelmäßiges Sonnenbaden sorgt für eine braune Haut und weniger Kontrast. Notfalls Selbstbräunungscreme an Händen und Armen anwenden – dort treten die Flecken am häufigsten auf.

... wenn mein Haar trocken/strohig ist?

Bei trockenem Haar kann eine **Olivenöl-Blitz-Kur** helfen: Die Haare waschen und mit einem Handtuch leicht vortrocknen. 2–4 EL Olivenöl gleichmäßig auf Haar und Kopfhaut auftragen. Mit einer Plastikhaube oder -folie abdecken und nach ca. 5 Minuten die Haare gründlich waschen.
Tipp: Wärme intensiviert die Wirkung des Öls.
Zur Vorbeugung gegen Spliss ab und zu Olivenöl in die Haarspitzen einmassieren und bis zu einer Stunde einwirken lassen.

... wenn mein Haar glanzlos/stumpf ist?

Das kann viele Ursachen haben. Das Haar ist überpflegt, durch Sonne und Föhnen strapaziert. Kalk lagert sich auf den Haaren ab, oder die Haare werden von innen nicht richtig ernährt. Achten Sie bei der Ernährung auf biotinreiche Lebensmittel wie Spinat, Eigelb, Nüsse, Haferflocken, Champignons. Machen Sie eine Kur mit Hefe.
Tollen Glanz bringt die Ei-Kur von S. 53 oder die Olivenöl-Blitz-Kur von dieser Seite.

... wenn ich die Haare nicht in Form bringe?

Es gibt Tage, an denen sitzen die Haare überhaupt nicht – das hat oft etwas mit dem Zyklus zu tun. Machen Sie die Bierkur (s. Seite 42) oder benutzen Sie Wetgel.

... wenn meine Nägel brüchig sind?

Bereits in den Erbanlagen ist festgelegt, ob die Nägel eher fest, glatt, weich oder brüchig sind. Bei brüchigen Nägel hilft es, die Nägel immer ganz kurz zu halten. Eine Packung aus einem geschlagenen Eiweiß stärkt die Nägel durch Proteine, regelmäßige Massage mit Öl hält sie geschmeidig. Essen Sie viel Hirse und machen Sie ab und zu eine Kieselsäure-Kur.

... wenn meine Zähne gelblich sind?

Auf dem Markt gibt es einige Produkte, die Zähne aufhellen, allerdings können diese Mittel auch den Zahnschmelz angreifen. Der Zahnarzt kann mit verschiedenen Methoden die Zähne weißer machen. Das ist jedoch recht teuer und Sie müssen selbst bezahlen. Ein Mittel aus der Naturheilkunde ist, die Zähne und das Zahnfleisch mit eine Zitronenscheibe abzureiben. Das stärkt das Zahnfleisch, hellt die Zähne sanft auf und gibt zusätzlich noch einen frischen Atem.

Generell lautet die Formel zur Zahnpflege: Die Zähne zweimal am Tag putzen (vor den Mahlzeiten oder frühestens 45 Minuten danach!) und zweimal jährlich zum Zahnarzt gehen. Die Zahnzwischenräume reinigen Sie mit Zahnseide.

SCHÖNHEIT: SOS-TIPPS

Tolle Haare in 5 Minuten
Kämmen Sie Ihre Haare über den Kopf, das gibt Volumen; oder toupieren Sie die Ansätze.

Fettige Haare lockern
1/2 TL Speisestärke nach und nach mit den Fingerspitzen in den Haaransatz einmassieren, dann mit dem Kopf nach unten ausbürsten. Bei dunklem Haar etwas Kakaopulver (entölt) oder Kaffeepulver zufügen. Zum Schluss mit Parfum einsprühen.

Pickel löschen
Unsichtbar wird er nicht. Also erst desinfizieren und dann mit dunkelbraunem Lidschatten (oder Wasserfarbe) einen Schönheitsfleck auf den Pickel malen und transparent überpudern.

Schnell glänzende Nägel
Statt mit Lack cremen Sie Ihre Nägel mit Vaseline oder Lippenbalsam ein, das lässt sie schön glänzen.

Rosige Haut in 1 Minute:
Ist der Teint blass, dann kneifen Sie leicht die Haut an den Wangenknochen. Die Haut wird durchblutet und erhält einen rosigen Schimmer.
Für rosa Lippen massieren sie mit den Zähnen die Lippen. Die bessere Durchblutung rötet die Lippen. Vaseline oder Lippenbalsam machen die Lippen glänzend.

Augenringe
Schatten mit Abdecker eincremen. Augenlid, Brauenbogen und Augeninnenwinkel mit hellem Eyeshadow abtupfen. Weißes Kajal auf das untere Innenlid auftragen.

Rote Augen

Eine Kamillentee-Kompresse auflegen und einwirken lassen. Augentropfen (Conjunctisan B) in die Augen tropfen. Am besten schon am Vorabend! Bei hellem Licht Sonnenbrille tragen.

Fit aussehen nach einer durchfeierten Nacht

Nach einer langen durchfeierten Nacht ist die Gesichtshaut schlaff, die Augen verquollen, der Körper müde. Dagegen hilft erst mal eine Dusche, das erfrischt den ganzen Körper.

Sie können auch das Gesicht mit einem mit Eiswürfeln gefüllten Waschlappen abreiben, bis Sie sich erfrischt fühlen. Gegen verquollene Augen helfen die bewährten feuchten Schwarzteebeutel. Auf die Augen legen und 15 Minuten entspannen. Eine Tasse Gemüsebouillon oder Tomatensaft gleicht den Verlust an Mineralstoffen und Flüssigkeit aus.

Abgebrochener Nagel

Entweder alle Nägel kurz feilen oder einen Kunstnagel aufkleben. Ist der Unterschied zu den anderen Nägeln zu extrem, bei offiziellen Anlässen Handschuhe tragen.

Nagellack abgeblättert

Die »Macke« ausbessern, kurz trocknen lassen. Dann den ganzen Nagel neu lackieren.

GIFTLISTE SCHÖNHEIT

Süßigkeiten ...

... enthalten Weißzucker, viele Kalorien, aber wenig Vitamine und Mineralstoffe. Süßigkeiten können auch zu unreiner Haut führen. Stattdessen viel frisches Obst und Trockenfrüchte mit natürlichem Fruchtzucker, Vitaminen und Mineralstoffen essen.

Tierische Fette ...

... in Fleisch und Butter liefern viele leere Kalorien, die der Körper nicht unbedingt braucht. Mandeln und pflanzliche Öle dagegen enthalten Fette, die der Körper nicht selbst herstellen kann und die schön machen.

Wenn schon Fastfood ...

... dann Fertigsalate oder ein Gemüsewrap statt Pommes und Burger, damit der Vitamin- und Mineralstoffhaushalt wenigstens etwas auf Trab gebracht wird.

Alkohol ...

... ist der absolute Beautykiller. Die einzig akzeptable Möglichkeit, an die wertvollen B-Vitamine im Bier zu kommen, ist alkoholfreies Bier oder Weizenbier.

Nikotin ...

... lässt die Haut schneller altern. Deshalb hilft nur, darauf zu verzichten und als Ersatz Kaugummi zu kauen, das trainiert nebenbei die Gesichtmuskeln. Wer's nicht schafft, braucht viel Obst und Gemüse und ein rauchfreies Schlafzimmer.

Zu wenig Schlaf ...

... ist schlecht für die Haut, denn im Schlaf regeneriert sie sich: Holen Sie den Schlaf am Wochenende nach, und machen Sie wenn möglich täglich einen Mittagsschlaf von 20 Minuten.

SCHÖNHEIT

Kaffee und Schwarzer Tee ...

... rauben dem Körper Wasser und verfärben die Zähne. Probieren Sie stattdessen Kräutertees. Grüner Tee macht sanfter munter als Kaffee, liefert Vitamin B und schützt die Haut vor Umwelteinflüssen. Bereiten Sie die doppelte Menge grünen Tees zu. Trinken Sie die Hälfte; den Rest können sie als erfrischendes Gesichtswasser oder als stärkende Haarspülung verwenden.

3. FIGUR

Geben Sie's zu: Auch Sie fassen immer mal wieder gute Vorsätze, nicht nur an Silvester. Ab morgen nur noch Fettarmes, mehr Obst und Gemüse, jeden Tag Sport und viel frische Luft. Und dann läuft Ihnen diese leckere Pizza über den Weg ...

BMI – haben Sie es nötig?

Der BMI (Body Mass Index) wird ausgedrückt durch die Formel: Körpergewicht in Kilogramm geteilt durch Körpergröße in Metern zum Quadrat. Also zum Beispiel: $\frac{70}{1{,}68 \times 1{,}68} = 24{,}4$.

Mit einem BMI von 18,5–25 liegen Sie im grünen Bereich. Darunter wiegen Sie zu wenig, darüber zu viel. Mit zunehmendem Alter darf der BMI jedoch etwas höher sein. Ein BMI über 30 ist jedoch in jedem Fall erheblich zu viel.

Was das Fett dahinschmelzen lässt

Eigentlich ist alles ganz einfach: Wer abnehmen will, sollte weniger Energie aufnehmen, als er verbraucht. Von wegen einfach, wird jetzt jeder denken, der schon seit Jahren mit den Kilos kämpft.
Und das hilft wirklich:

- Den Stoffwechsel durch **mehr Bewegung** ankurbeln statt mit der zehnten Diät den Körper dazu zu bringen, mit noch weniger Energie auszukommen.
- **Esspausen** contra Dauersnacken: Halten Sie sich an feste Mahlzeiten am Tag, das hilft gegen kalorienreiches Nebenbei-Essen.
- Hungergefühl austricksen durch **Ballaststoffe**: Viel Obst, Gemüse und Vollkorn essen, viel trinken. Das füllt den Magen.
- **Lebensmittel mit niedrigem glykämischen Index** bevorzugen (z.B. Vollkorngetreide, Nudeln, Reis, Hülsenfrüchte). Die lassen den Blutzucker nicht kurz und heftig, sondern langsam ansteigen und sättigen länger.

10 Lebensmittel
für die schlanke Linie

Light- oder Diätprodukte brauchen Sie für Ihre schlanke Linie nicht. Die erleichtern meist nämlich nur Ihren Geldbeutel.
Erstens muss sich hinter »Light« oder »Leicht« nicht unbedingt fett- oder kalorienarmes verbergen, und zweitens konnten mehrere Studien zeigen, dass die Produkte oft zusätzlich oder in größeren Mengen verzehrt werden. Die besten Lightprodukte sind ganz normale Lebensmittel wie Obst, Gemüse oder Kartoffeln.

Kaffee
weil das Koffein den Stoffwechsel ankurbelt und so der Energieverbrauch leicht erhöht wird. Außerdem ist Kaffee fast kalorienfrei – solange er ohne Zucker, Milch oder Kondensmilch/Sahne getrunken wird.
Mehr als vier Tassen täglich sollten es trotzdem nicht sein – das Koffein sorgt nämlich auch für vermehrte Wasserausscheidung. Tipp: Pro Tasse Kaffee ein Glas Wasser trinken, das beugt Flüssigkeitsverlust vor.

Magerjoghurt oder -quark
weil sie magere Eiweißlieferanten sind. Bekommt der Körper bei einer Diät zu wenig Eiweiß, baut er nach und nach wertvolles Körpereiweiß, z.B. aus den Muskeln ab, die Fettpolster aber bleiben liegen. Außerdem erfordert die Eiweißverdauung mehr Energie als die von Kohlenhydraten oder Fett: 1 g Eiweiß liefert 4 kcal, seine Verwertung verbraucht aber wiederum 1 kcal.

Putenschinken
weil er eine der fettärmsten Wurstsorten ist. Während die meisten Wurstsorten sehr viel verstecktes Fett enthalten, eine Scheibe Salami z.B. liefert 10 g Fett, kommt eine Scheibe Putenschinken nur auf ein mageres Gramm Fett. Weitere magere Sorten sind Bierschinken, Sülze, Corned beef, Kochschinken und roher Schinken ohne Fettrand. Vorsicht bei

Streichwurst wie z.B. Leberwurst oder Teewurst, das sind wahre Fettbomben.

Krabben
weil sie viel leichtverdauliches Eiweiß, aber wenig Fett liefern. Und dann auch noch vorwiegend wertvolle ungesättigte Fettsäuren, die der Körper selbst nicht aufbauen kann. Außerdem sorgen sie für Abwechslung auf dem Tisch.

Reis
weil er lange satt machende Kohlenhydrate liefert und außerdem viel Kalium enthält – das schwemmt überflüssiges Wasser aus dem Körper. *Tipp:* Besonders lange satt macht Naturreis, er hat einen niedrigeren glykämischen Index als weißer Reis.

Obst und Gemüse
(alle Sorten), weil sie kaum Kalorien liefern, es aber trotzdem einfach in sich haben. Was? Eine ganze Batterie an Vitaminen, Mineralstoffen, Ballaststoffen und sekundären Pflanzenstoffen. Das macht topfit, ohne zu belasten! Wer täglich 5 Portionen Obst und Gemüse isst, dazu zählen auch reiner Saft und Salat, ist rundum gut versorgt.

Apfelessig
weil er den Stoffwechsel auf Trab bringt und die Verdauung, besonders von Fett, anregt.
Tipp: Kaufen Sie naturtrüben Essig, der enthält zusätzlich noch viele Mineralstoffe.

Senf
weil er eine richtige Verdauungshilfe ist. Er aktiviert die Darm- und Gallentätigkeit und heizt dem Stoffwechsel kräftig ein. Dafür sorgen die Senfölglycoside, die auch die Schärfe des Senfes ausmachen. Je schärfer der Senf, desto stärker also auch die Wirkung.

Gemüsebrühe,

weil sie die Basis für schnelle, kalorienarme Suppen ist. Klare Suppen liefern reichlich Flüssigkeit, regen die Verdauung an und sind wahre Magenschmeichler.
Tipp: Instant-Brühen können sehr unterschiedlich im Fettgehalt sein – ein Blick auf's Etikett lohnt sich also.

Salat,

weil er ein kalorienarmer Magenfüller ist. Das liegt daran, dass er zu über 90 % aus Wasser besteht.
Tipp: Vor jedem Essen eine Portion Salat essen, natürlich mit fettarmem Dressing.

ABNEHM-WOCHENENDE

Dieses schlanke Wochenende eignet sich super als Einstieg, wenn Sie abnehmen wollen, oder auch als Ausgleich nach einer kalorienreichen Woche. Erwarten Sie jedoch keine Wunder – eine völlig neue Figur bekommt man nicht innerhalb von zwei Tagen.

Übrigens: Eine ausgewogene Diät für Frühling, Sommer, Herbst und Winter bitet **Die Aldidente Diät**. Eine 6-Wochen-Kompakt-Kur mit wöchentlichen Einkaufslisten ist **Die neue Aldidente Diät**. Beide sind im Eichborn Verlag erschienen.

Freitag

Einkaufsliste
1 kg frisches Obst nach Geschmack und Saison, 500 g frisches Gemüse nach Geschmack und Saison (z. B. Karotten, Chinakohl, Tomaten), 1 rote Paprika, 1 kleine Sellerieknolle, 1 Bund Frühlingszwiebeln, 1 Salatgurke, 75 g Rucola, 500 g Kartoffeln, 1 walnussgroßes Stück Ingwer, 1 rote Pfefferschote, 200 g Krabben (in Salzlake), 2 Scheiben Putenschinken, 250 g Magerquark, 1 Dose Ananas in Stücken (Einwaage 560 g), 200 g Bandnudeln

Aus dem Vorrat
Fettarme Milch, Senf, 250 g Reis, Haferflocken, 2 Zwiebeln, 1 Knoblauchzehe, Sojasoße, Apfelessig, Honig, Speiseöl, Olivenöl, Gemüsebrühe (Instant), Chillipulver, mildes Currypulver, Salz, Pfeffer, Zucker

Halten Sie sich an drei feste Mahlzeiten am Tag. Überfällt Sie zwischendrin der Hunger, knabbern Sie etwas frisches Obst und Gemüse. Nicht vergessen: Mindestens 1 1/2 Liter pro Tag trinken. Am besten Wasser, Fruchtsaftschorle oder Tee.

Samstag

Morgens
Trinken Sie kurz nach dem Aufstehen nüchtern 1 Glas stilles Wasser mit 2 TL Apfelessig, nach Geschmack mit 1 TL Honig gesüßt. Das weckt den Stoffwechsel und bringt die Verdauung in Gang.

Starten Sie dann mit einer Wechseldusche in den Tag, das macht munter, trainiert die Blutgefäße, strafft die Haut und steigert zusätzlich den Energieverbrauch. Mit lauwarmem Wasser beginnen, dann langsam heißer stellen. Nach 1–2 Minuten das Wasser auf kühl stellen und kurz abbrausen. Das Ganze 3-mal. Mit kaltem Wasser aufhören.

Frühstück
Bereiten Sie sich eine große Schüssel Obstsalat zu. Dazu Kaffee oder Tee und ein Glas Saft.

Vormittags
Besorgen Sie sich ein Workout auf Audio- oder Videokassette, CD oder DVD, am besten aus der Stadtbibliothek. Wenn man die Sachen wieder zurückgeben muss, ist man eher geneigt, wirklich zu turnen. Gemeinsam macht's noch mehr Spaß – motivieren Sie Ihre Familie oder Freunde zum privaten Aerobictraining in Ihrem Wohnzimmer.

Mittagessen
Gemüse-Reis mit Krabben aus dem Wok
Zutaten für 2 Personen:
150 g Reis, Salz, 500 g buntes Gemüse nach Geschmack und Saison (z. B. Karotten, Paprika, Frühlingszwiebeln oder Chinakohl), 1 haselnussgroßes Stück Ingwer, 1 Zwiebel, 1 EL Öl, 200 g Krabben (in Salzlake), 3 EL Sojasoße, Pfeffer, Chilipulver

Reis nach Packungsanweisung kochen. Gemüse waschen, je nach Art vorbereiten und in mundgerechte Stücke schneiden. Ingwer schälen und klein hacken, Zwiebel schälen und klein würfeln. Das Öl im Wok erhitzen. Zuerst festere Gemüsesorten, Ingwer und Zwiebel darin unter Rühren anbraten, dann nach und nach das restliche Gemüse dazugeben. Gemüse insgesamt ca. 10 Minuten braten, es sollte noch Biss haben. Kurz vor Ende der Garzeit die abgetropften Krabben zugeben und kurz heiß werden lassen. Den gekochten Reis hinzufügen und alles mit Sojasauce, Pfeffer und etwas Chilipulver abschmecken.

Tipp: Wer's mag, gibt mit den Krabben noch 2 EL Ananasstücke zum Gemüse.

Nachmittags
Machen Sie einen Rundum-Hausputz (eine Stunde kostet Sie 222 kcal), waschen Sie Ihr Auto (240 kcal/Stunde) oder mähen Sie den Rasen (294 kcal/Stunde). So verbrauchen Sie durch sowieso fällige Alltagstätigkeiten einiges an Energie.

Abends
Fruchtiger Reissalat
Zutaten für 2 Personen:
100 g Reis, Salz, 1 rote Paprika,
2 Frühlingszwiebeln, 1/4 Sellerieknolle,
1/2 Dose Ananas in Stücken
(Einwaage 560 g), 125 g Magerjoghurt,
4 EL Apfelessig, 1 EL Honig, 1 EL Senf,
Pfeffer

Reis nach Packungsanweisung kochen, dann abkühlen lassen. Paprika und Frühlingszwiebeln waschen und putzen. Paprika in kleine Würfel, Frühlingszwiebeln in dünne Ringe schneiden. Sellerie schälen, waschen und fein raspeln. Ananas abtropfen lassen. Joghurt mit Apfelessig, Honig und Senf verrühren und mit Pfeffer und Salz kräftig abschmecken. Den abgekühlten Reis mit Gemüse, Ananas und Dressing vermischen und etwa eine Stunde im Kühlschrank durchziehen lassen.

Danach
Verbringen Sie Ihren Abend nicht auf der Couch! Werden Sie aktiv. Was Sie machen ist egal. Gehen Sie doch mal wieder tanzen, ins Theater oder laden Sie Freunde zum Spieleabend ein.

Sonntag

Morgens
Beginnen Sie den Tag mit einem **Multivitamin-Apfelessig-Drink**. Auf nüchternen Magen ein Glas Multivitaminsaft mit 2 TL Apfelessig in kleinen Schlückchen trinken. Und jetzt der Drei-Minuten-Muntermacher: **Trockenbürstenmassage**. Dazu brauchen Sie nur eine Körperbürste, einen Sisal- oder Luffahandschuh. Vor dem Duschen die trockene Haut kräftig abbürsten und zwar immer zum Herzen hin. Am rechten Fuß starten, das ganze Bein hoch massieren, dann die linke Seite. Nun Bauch, Po, Rücken und Dekolletee mit kreisenden Bewegungen bürsten, zum Schluss sind die Arme dran. Am besten

täglich massieren, das regt die Durchblutung an und die Haut wird straff und rosig.

Zum **Frühstück** gibt es eine Schale Milchkaffee und einen Knusper-Obstsalat. Eine große Schüssel Obstsalat zubereiten, pro Person 3 EL Haferflocken in einer Pfanne ohne Fett rösten bis Sie duften, Obstsalat damit bestreuen.

Vormittags
Machen Sie einen ausgedehnten Sonntagsspaziergang. Am besten mit Ihrer Familie oder mit Freunden, dann macht's mehr Spaß. Aber nicht im Schlender-Tempo! Marschieren Sie zügig, sodass der Kreislauf in Schwung kommt. Dabei die Arme kräftig mitschwingen.

Mittags
Rucola-Nudeln
Für 2 Personen brauchen Sie:
200 g Bandnudeln, Salz, 1 kleine Zwiebel, 1 Knoblauchzehe,
1/2 bis 1 rote Pfefferschote (je nach Schärfe), 1 TL Olivenöl,
1/8 l Gemüsebrühe (Instant),
75 g Rucola, 2 Scheiben Putenschinken,
2 EL frisch geriebener Parmesankäse

Bandnudeln nach Packungsanleitung in Salzwasser kochen. Zwiebel und Knoblauch schälen und klein würfeln. Pfefferschote waschen, entkernen und in schmale Streifen schneiden (dabei am besten Handschuhe tragen). Öl in einer beschichteten Pfanne erhitzen. Zwiebel, Knoblauch und Pfefferschote darin kurz anbraten, dann mit der Brühe ablöschen. Flüssigkeit auf etwa die Hälfte einkochen lassen. Inzwischen Rucola waschen, putzen und klein schneiden. Putenschinken ebenfalls klein schneiden.
Die tropfnassen Bandnudeln, Rucola und Schinken in die Pfanne geben und alles vermischen. Noch mal kurz heiß werden lassen. Mit Parmesan bestreut servieren.

Nachmittags

Runter vom Sofa, unternehmen Sie was! Zu dieser neuen Ausstellung wollten Sie eigentlich schon lange mal? Nix wie hin, am besten mit dem Rad! Sie wollten schon immer mal in den Botanischen Garten? Dann los! Sie werden sehen, wenn Sie viel unternehmen, rückt das Essen schnell in den Hintergrund. Und so ganz nebenbei bewegen Sie sich auch noch.

Abends
Pellkartoffeln mit Curryquark und Gurkentaler
Für zwei Personen brauchen Sie:
500 g Kartoffeln, Salz, 1 Salatgurke,
1 Bund Schnittlauch, 250 g Magerquark,
100 ml fettarme Milch, Pfeffer,
1 TL Currypulver

Kartoffeln gründlich waschen und mit Schale in etwa 20 Minuten in wenig Salzwasser gar kochen. Inzwischen die Gurke waschen, putzen und in ca. 1/2 cm dicke Scheiben schneiden. Schnittlauch waschen, putzen und in Röllchen schneiden. Quark und Milch glatt rühren, mit Salz, Pfeffer und Currypulver abschmecken und den Schnittlauch unterheben. Pellkartoffeln zusammen mit dem Quark und den Gurkenscheiben servieren.

Entspannter Ausklang
Baden Sie in Meersalz, das macht schön schläfrig und strafft die Haut. Dazu 500 g Totes-Meer-Salz (Drogerie, manchmal auch bei Aldi) in etwas heißem Wasser in der Badewanne auflösen. Badewanne mit warmem Wasser füllen (37 Grad sind ideal) und ganz entspannt 15 Minuten eintauchen. Danach den Körper gründlich abbrausen, abtrocknen und mit Olivenöl einreiben. In eine flauschige Decke kuscheln und eine Weile ausruhen oder gleich ins Bett gehen.

FIGUR: DAS BRINGT'S

Fatburning

Ausdauersport wie Schwimmen, Rad fahren, Walken oder Laufen ist der perfekte Fettkiller. Wenn Sie es richtig machen. Da Fettreserven eigentlich Vorräte für Notzeiten sind, ziert sich der Körper erst einmal ein wenig, sie abzubauen. Da hilft nur austricksen! Um Fettreserven in Energie umzusetzen, braucht der Körper Sauerstoff. Ist die Trainingsbelastung zu hoch, zum Beispiel, weil man zu schnell läuft, kommt der Sauerstoff zu kurz, die Fettverbrennung läuft auf Sparflamme und Lactat (Milchsäure) entsteht. Das häuft sich in den Muskeln an und macht sie schwer und unbeweglich (Muskelkater). Für eine optimale Fettverbrennung sollte das Ausdauertraining so gestaltet sein, dass die Pulsfrequenz bei 220 minus Lebensalter liegt. Sie werden merken, am Anfang können Sie's recht gemächlich angehen lassen. Wie oft sollte man trainieren? Ideal ist dreimal 30–45 Minuten pro Woche. Aber: Selbst 15 Minuten sind besser als nichts.

Ernährungsumstellung

Nur sie garantiert langfristigen Erfolg. Faustregel für eine ausgewogene Ernährung: 55 Prozent Kohlenhydrate, 30 Prozent Fett, 15 Prozent Eiweiß. Das heißt für die Praxis: Getreide und Getreideprodukte wie Nudeln, Reis, Brot und Kartoffeln sollten den Löwenanteil Ihres Speisenplans ausmachen – möglichst oft als Vollkorn. Obst und Gemüse sollten reichlich, möglichst oft auch als Rohkost, auf den Tisch. Milch und Milchprodukte möglichst fettarm und in nicht zu großen Mengen; Fisch, Fleisch, Wurst und Eier nur gelegentlich und eher als Beilage servieren. Verwenden Sie Fett sparsam und achten Sie vor allem auch auf versteckte Fette. Süßigkeiten in Maßen genießen.

Fettspar-Tipps

- Statt Butter mal Tomatenmark, Senf oder Ayvar (Paprikapaste) auf's Brot schmieren, besonders unter Wurst und Käse. Unter Marmelade passt gut Magerquark.
- Beschichtete Pfanne zum Braten benutzen. Dann können Sie das Bratfett problemlos auf ein Minimum reduzieren, meist langt 1 TL.
- Bei Saucen, Aufläufen und ähnlichem 2/3 der Sahne durch Milch ersetzen.
- Mit Light-Käse, z.B. auf Pizza oder Aufläufen, lässt sich eine Menge Fett sparen. Er schmilzt besser, wenn er in der Moulinette fein zerkleinert wird.
- Specken Sie Rezepte ab. Fettreiche Zutaten streichen, durch fettärmere ersetzen oder reduzieren. Bratfett reduzieren.
- Zum Entfetten, besonders von Bratensaucen, eignet sich ein Fettabschöpfer. Den gibt's für wenig Geld im Haushaltsgeschäft.
- Fertigprodukte sind oft sehr fettreich, es lohnt sich deshalb, das Etikett zu studieren.

Problemzonenkiller

Gezielte Übungen für Bauch, Beine und Po formen und straffen. Spezielle Kurse bieten Sportvereine, Fitness-Studios und Volkshochschulen an. Auch im Kapitel 5 finden Sie ausgewählte Übungen für jeden Bereich.

Darauf kommt's an: **Regelmäßig** trainieren, am Anfang jeden zweiten Tag, später täglich. Kontrollieren Sie Ihre Atmung: Bei der Anstrengung durch den Mund ausatmen, bei der Entspannung durch die Nase einatmen.

Innere Einstellung

Essen Sie mit Genuss und Freude, aber lassen Sie Essen nicht zu Ihrem Lebensmittelpunkt werden. Es gibt soviel andere spannende, interessante Dinge außer Essen und Trinken! Suchen Sie sich ein neues Hobby, gehen Sie Ihren Interessen nach, unternehmen Sie was. Wer ein aktives, ausgefülltes Lebens führt, hat gar keine Zeit, ständig an Essen zu denken oder aus Langeweile oder Frust zu essen.

FIGUR

REZEPTE FÜR DIE FIGUR

Herzhaft

Sülze mit Ofenkartoffeln und -gemüse
Zutaten für 2 Personen:
400 g Kartoffeln, 1 rote Paprika,
1 Zucchini, 1 kleine Aubergine,
2 EL Olivenöl, 1 Knoblauchzehe,
1 TL Kräuter der Provence, Salz, Pfeffer,
2 Scheiben Sülze vom Metzger
(je ca. 150 g)

Backofen auf 220 Grad vorheizen. Kartoffeln und Gemüse waschen. Von der Paprika Kerne und Stielansatz entfernen, von Aubergine und Zucchini die Enden. Gemüse und die Kartoffeln (mit Schale) in mundgerechte Stücke schneiden. In einer großen Schüssel mit Olivenöl, gepresstem Knoblauch, Kräutern, Salz und Pfeffer vermengen. Backblech mit Backpapier auslegen. Kartoffel- und Gemüsestücke gleichmäßig darauf verteilen, 30 Minuten backen. Zusammen mit der kalten Sülze servieren.

Risotto italiano
Zutaten für 2 Personen:
150 g Risottoreis, 250 ml Tomatensaft,
450 ml Gemüsebrühe, 300 g Brokkoli,
2 Scheiben Putenschinken, Salz, Pfeffer,
2 EL geriebener Parmesan

Reis im trockenen Topf langsam erhitzen, bis er glasig wird. Nach und nach Tomatensaft und Brühe zugießen und alles 20–25 Minuten köcheln lassen, dabei immer wieder umrühren. Inzwischen Brokkoli waschen und in kleine Röschen zerteilen, 10 Minuten vor Ende der Garzeit zum Risotto geben. Putenschinken in feine Streifen schneiden und am Ende unterrühren. Mit Salz und Pfeffer würzen. Mit Parmesan bestreut servieren.

Couscous-Zucchini mit Tomatensoße
Zutaten für 2 Personen:
600 g Zucchini, 80 g Couscous,
5 mittelgroße Tomaten, 1 kleine Zwiebel,
2 Knoblauchzehen,
einige Blätter Basilikum,
Salz, Pfeffer,
100 g Käseaufschnitt light (17 Prozent Fett absolut)

Backofen auf 200 Grad vorheizen. Zucchini waschen und putzen, der Länge nach halbieren. Fruchtfleisch mit einem Teelöffel auskratzen und klein schneiden. Couscous nach Packungsanweisung ausquellen lassen. Tomaten und Zwiebel in feine Würfel schneiden. Knoblauch schälen und durchpressen. Zucchinifruchtfleisch, Tomaten, Zwiebeln und Knoblauch in einer beschichteten Pfanne ohne Fett 5 Minuten andünsten. Basilikum klein schneiden und zugeben, alles unter den Couscous mischen, mit Salz und Pfeffer würzen. Die ausgehöhlten Zucchini mit der Masse füllen, auf der mittleren Schiene im Ofen ca. 20 Minuten garen. Käse in Streifen schneiden und nach der Hälfte der Garzeit gitterartig über die Zucchini legen.

Garnelen-Pizza light

Zutaten für ein Backblech:
250 g Garnelen (TK), 1 Fertig-Pizzateig aus dem Kühlregal (ca. 200g), 2 Tomaten, 200 g Zucchini, Salz, Pfeffer, 150 g Mozzarella

Garnelen auftauen lassen, sonst ziehen Sie zuviel Wasser. Backofen auf 200 Grad vorheizen. Pizzateig mit Backpapier auf einem Blech auslegen. Tomaten und Zucchini waschen und in Scheiben schneiden. Erst die Tomaten, dann die Zucchini auf die Pizza legen, kräftig salzen. Garnelen darauf verteilen. Mozzarella in dünne Scheiben schneiden und die Pizza damit belegen. Mit Salz und Pfeffer würzen. Nach Packungsanweisung backen und heiß servieren.

Tipp: Statt frischen Tomaten 3 EL Tomatenmark auf der Pizza verteilen

Gemüseparty mit Dipps

Rechnen Sie *pro Person* 350 g rohes Gemüse, je nach Geschmack und Saison z. B. Karotten, Paprika, Radieschen, Gurke oder Cocktailtomate. Gemüse waschen, putzen und in mundgerechte Stücke schneiden. Auf einer hübschen Servierplatte, einem großen Teller oder in einer Schüssel anrichten.

Die Dipps

Klassischer Kräuterquark

250 g Magerquark mit 2 EL Milch und 1 TL Balsamico-Essig glatt rühren. Je 1 Bund Schnittlauch, Petersilie und Dill fein hacken und zum Quark geben. Mit Salz und Pfeffer abschmecken.

Griechischer Dipp

250 g Magerquark mit 2 EL Milch glatt rühren. 1 Knoblauchzehe dazu pressen, 1 fein geschnittene Frühlingszwiebel zugeben und 50 g fein zerbröselten Fetakäse unterrühren. Mit Salz und Pfeffer würzen.

Senf-Dill-Dipp
150 g Magerjoghurt mit 1 1/2 EL Senf, 1 EL Honig und 1 fein gehackten Bund Dill vermischen. Mit Salz und Pfeffer würzen.

Salatdressings einmal anders

Zitronen-Buttermilch-Dressing
250 ml Buttermilch mit 4 EL Zitronensaft und 1 EL Honig verrühren. Mit Salz und Pfeffer abschmecken. Passt zu allen Blattsalaten.

Dressing von Orangensaft und Himbeeressig
200 ml Orangensaft mit 2 EL Himbeeressig oder einen anderen milden Essig und 1 EL Oliven- oder Rapsöl vermischen. Mit Salz und Pfeffer abschmecken. Passt besonders gut zu Feldsalat.

Senf-Dill-Dressing
125 g Magerjoghurt mit 1 EL mittelscharfem Senf und 2 EL Zitronensaft glatt rühren. Ein Bund Dill fein hacken und untermischen. Mit Salz, Pfeffer und 1/2 TL Curry abschmecken. Passt besonders gut zu Chicoree.

Apfeldressing
2 EL Apfelessig, 4 EL Apfelsaft und 1 EL Oliven- oder Rapsöl mischen. Eine klein geschnittene Frühlingszwiebel zugeben und mit Salz und Pfeffer würzen. Passt zu grünem Salat.

Süß

Orangenreis

Zutaten für 2 Personen:
1 Liter Orangensaft, 250 g Milchreis,
1 Pckg. Vanillezucker, 2 Orangen,
4 EL fettarmer Joghurt

Orangensaft mit Milchreis und Vanillezucker aufkochen. Alles etwa 20 Minuten bei schwacher Hitze köcheln lassen, dabei häufig umrühren. Inzwischen die Orangen filetieren, Saft dabei auffangen. Filets in Stücke schneiden und zusammen mit dem aufgefangenen Saft und dem Joghurt unter den leicht abgekühlten Reis mischen.

Tipp: Natürlich können sie statt der Orangen auch andere Früchte, z.B. Mango, verwenden. Je nachdem, was Aldi gerade anbietet.

Die Menge reicht für zwei Personen als Hauptmahlzeit. Als Dessert oder Snack werden vier Portionen daraus.

Joghurt-Tiramisu

Zutaten für 4 Dessertportionen:
250 g Magerquark, 250 g fettarmer Joghurt, 1 EL Zucker, 50 ml kalter Espresso, 50 ml kalter Kakao, 100g Löffelbiskuit, 1 reife Banane, etwas Kakaopulver

Quark, Joghurt und Zucker glatt rühren. Espresso und Kakao mischen und die Löffelbiskuits damit tränken. Banane schälen und in dünne Scheiben schneiden. In einer schmalen, hohen Form (kleine Kasten- oder Pastetenform) abwechselnd Biskuits, Quarkmasse und Bananen einschichten, mit Quarkmasse abschließen. Mindestens 2 Stunden im Kühlschrank durchziehen lassen. Vor dem Servieren dünn mit Kakaopulver bestäuben.

Tipp: Eignet sich auch mal als süße Hauptmahlzeit für zwei.

Beerenkäsekuchen

Zutaten für eine Springform (24 cm):
300 g TK-Beerenmischung,
750 g Magerquark, 4 Eier, 75 g Butter,
5 EL Grieß, 1 Pckg. Vanillepuddingpulver,
75 g Zucker, 1/2 Pckg. Backpulver, Salz,
Butter und Semmelbrösel für die Form

Beeren auftauen. Backofen auf 200° vorheizen. Eier trennen. Butter schmelzen und mit den Eigelben verrühren. Quark, Vanillepuddingpulver, Grieß, Zucker, Backpulver und 1 Prise Salz zur Eigelbmasse geben und alles glatt rühren. Springform (24 cm) ausfetten und mit Semmelbröseln ausstreuen. Eiweiß steif schlagen und vorsichtig unter die Quarkmasse heben. Masse in die Form füllen und die Beeren darauf verteilen. Im Ofen ca. 1 Stunde backen (Stäbchenprobe). Eventuell gegen Ende mit Pergamentpapier abdecken.

FIGUR: WAS MACHE ICH, WENN...

... die Kilos nicht runter gehen?
Hat der Körper sich erst einmal an die geringere Kalorienzufuhr gewöhnt, schaltet der Stoffwechsel auf Sparflamme und der Zeiger an der Waage scheint festzukleben. Hier hilft nur durchhalten und bewegen, das lässt die Kilos früher oder später weiter purzeln.

... Sport nicht meine Sache ist?
Sie leben nach Churchills Motto »Sport ist Mord«? Versuchen Sie trotzdem, Ihren Alltag in Bewegung zu bringen. Auch kleine Dinge zählen: Z.B. Treppe statt Fahrstuhl oder Rolltreppe nehmen, mit dem Fahrrad zum Einkaufen fahren, immer eine Straßenbahn- oder Bushaltestelle früher aussteigen, statt Fernsehabend einen Gute-Nacht-Spaziergang machen.

... ich das Gewicht halten will?
Um dauerhaft schlank zu bleiben, müssen Sie auch dauerhaft Ihre Ernährungs- und Lebensgewohnheiten umstellen. Da hilft nix.

... ich gesündigt habe?
Seien Sie nicht zu streng mit sich: Kleine Ausrutscher dürfen ruhig mal sein. Die alleine machen nicht dick, sondern nur das große Ganze. Zum Ausgleich die nächsten Tage wieder bewusster essen. Bei großen Ausrutschern, z.B. nach Festtagen, auch mal einen Saft- oder Obsttag einlegen.

... mich die süße Lust überkommt?
Erstmal tief ein- und ausatmen, etwa 10 Mal hintereinander, das entspannt. Dann ablenken: Wer beschäftigt ist, kommt schnell auf andere Gedanken. Wenn nichts hilft: Geben Sie der süßen Lust nach, aber in Maßen und mit Genuss. Das ist besser als sich die geliebten Süßigkeiten ständig zu verbieten und dann in einem schwachen Heißhunger-Moment eine Monatsration zu verputzen.

... ich Hunger habe?

Essen! Ein knurrender Magen ist nämlich absolut kontraproduktiv bei einer Diät. Wählerisch sollten Sie allerdings schon sein: Obst, Gemüse oder auch ein fettarmer Joghurt sättigen ohne allzu viel Kalorien zu liefern. Außerdem viel Wasser oder Tee trinken, dass füllt den Magen und hat null Kalorien.

... ich nachts aufwache und an Essen denke?

Am besten lesen. Das lenkt ab und lässt meist nach ein paar Seiten die Augen wieder zufallen. Wenn das nicht hilft: Aufstehen, 1 Glas Saft langsam, Schluck für Schluck, trinken. Das befriedigt das Verlangen und hilft Ihnen wieder einzuschlafen.

... ich wieder zunehme?

Führen Sie mindestens eine Woche lang ein Ernährungstagebuch und schreiben Sie alles auf, was in Ihren Mund wandert. Das hilft, den Grund für's Zunehmen aufzudecken und bringt Sie außerdem automatisch dazu, wieder bewusster zu essen. Bewegen Sie sich genug? Wenn nicht: Aktiv werden!

... ich eingeladen bin?

Kein Problem, wenn Sie das Essen kritisch auswählen. Nehmen Sie reichlich fettarme Beilagen wie Gemüse, Salat, Kartoffeln, Brot oder Reis und greifen Sie nur sparsam zu fettigen Saucen, Fleisch und Käse. Bei der Kaffeeeinladung fettarmen Hefe- oder Obstkuchen den Vorzug geben. Auf keinen Fall aber sollten Sie sich und den anderen Gästen die gute Laune durch allzu strenge Diätvorschriften verderben.

FIGUR

... ich ausgehe?

Vorher gut zu Abend essen. Wer mit leerem Magen loszieht, erliegt – in Gesellschaft und nach einem Glas Wein – schnell der Versuchung, doch noch ein paar Nüsschen, ein Baguette oder was sonst noch so auf der Karte steht zu bestellen. Außerdem sollten Sie beim Alkohol zurückhaltend sein, der hemmt nämlich die Fettverbrennung. Guter Kompromiss: Weißweinschorle.

... ich für die ganze Familie kochen muss?

Wenn Sie nicht gerade eine Extrem-Diät machen, brauchen Sie keine Extra-Würstchen zu braten: Fettarm und ausgewogen essen tut der ganzen Familie gut. Wer mehr Kalorien braucht, bekommt einfach größere Portionen oder energiereiche Extras.

... ich immer wieder vor dem Kühlschrank lande?

Hängen Sie ein möglichst großes unvorteilhaftes Bikini-Foto von sich an die Kühlschranktür. Das wirkt oft Wunder ...

FIGUR: SOS-TIPPS

Crash-Kuren sind nicht der richtige Schlankheits-Weg. Die Pfunde purzeln zwar schnell, vor allem aber in Form von Wasser und nicht als Fett. Oft sind sie zu einseitig, ungesund und haben den berühmten Jo-Jo-Effekt zur Folge. Um aber auf die Schnelle ein bis zwei Wohlstandskilos abzunehmen, damit Sie z.B. wieder ins geliebte Abendkleid oder den schicken Smoking passen, können Sie ruhig mal eine SOS-Maßnahme ergreifen.

Dinner cancelling
Lassen Sie einfach mal ein bis zwei Tage lang das Abendessen ausfallen. Dinner cancelling nennt sich das neudeutsch und spart jede Menge Kalorien ein. Super als Ausgleich, z.B. vor oder nach dem großen Festessen. Wer's gar nicht ohne aushält, knabbert rohes Gemüse und frische Früchte.

Reistag
Ein Reistag entwässert und sorgt so schnell für weniger Gewicht. Ideal, um nach einigen Schlemmertagen wieder ins Gleichgewicht zu kommen. Dazu 300 g Naturreis ohne Salz kochen. Menge in 4–6 Portionen teilen. Über den Tag verteilt mit etwas frischem Obst, rohem oder gedünstetem Gemüse oder mit Kräutern gewürzt essen. Dazu mindestens 1 1/2 Liter Wasser oder Kräutertee trinken.

Obsttag

1 1/2 kg frisches Obst auf 5 Mahlzeiten verteilt roh essen. Nutzen Sie das volle Aldi-Sortiment, erlaubt ist alles mit Ausnahme von Bananen und sehr süßen Trauben. Trinken nicht vergessen.

Safttag

Trinken Sie etwa 1 1/2 Liter Frucht- und Gemüsesaft – verteilt auf 6 Portionen. Erlaubt sind alle reinen Säfte ohne Zuckerzusatz, z.B. Orangen-, Grapefruit-, Apfel- oder Tomatensaft. Saft nicht zu kalt und möglichst langsam in kleinen Schlucken trinken. Dazu soviel Wasser oder Kräutertee, wie Sie mögen.

Stützstrumpfhosen oder Miederhosen ...

... sind Rettung in der allerletzten Minute. Sie lösen zwar nicht das grundsätzliche Problem, bringen die Figur für den großen Auftritt aber blitzschnell in Form.

Optische Tricks

Nicht nur das Untendrunter, auch das richtige Obendrüber kann das eine oder andere Kilo wegmogeln. Dunkle Farben lassen Sie schnell 1–2 kg leichter aussehen, während helle Farben eher auftragen. Wählen Sie die ganze Garderobe in einem Farbton, das streckt optisch, genauso wie höhere Schuhe. Auch sollten die Kleider weder so hauteng sein, dass sich jedes Gramm zuviel abzeichnet, noch so weit, dass gar keine Form mehr erkennbar ist. Auf jeden Fall sollten Sie etwas anziehen, in dem Sie sich richtig wohl fühlen. Das sorgt für eine gute Ausstrahlung und lässt so manches Kilo, zumindest im Auge des Betrachters, schmelzen.

Wunderwaffe Tee

Wie sagt der Volksmund so schön? Gegen alles ist ein Kraut gewachsen. Recht hat er!
• Kampf dem Blähbauch mit Fenchel, Kümmel, Kamille oder Tausendgüldenkraut
• Entwässern und Entschlacken mit Birkenblättern, Brennnessel, Goldrute,

Schachtelhalm, Löwenzahn, Mate, Estragon oder Wachholder
- Verdauungsfördernd durch Bitterstoffe wirken Engelwurz, Beifuß, Melisse, Pfefferminz, Fenchel, Kümmel, Koriander, Mate, grüner Tee
- Abführende Wirkung haben Sennesblätter oder -schoten und Faulbaumrinde
- Pu-Erh-Tee wird von vielen als Schlankheitstee schlechthin gepriesen, weil er den Fettstoffwechsel auf Trab bringen soll. Quatsch, sagen viele andere, wissenschaftlich erwiesen ist gar nichts. Wer's ausprobieren will: Schaden kann es höchstens dem Geldbeutel.

Formula-Diäten: Pro & Contra

Instantpülverchen, die zu trinkfertigen Mahlzeit angerührt werden können, gibt es in allen Variationen und vor allem immer mit dem Versprechen, man werde schnell und einfach schlank. **Vorteil** der Pulvernahrung: Denkbar einfache und schnelle Handhabung; keine Mangelerscheinungen, da die Pulver im Labor zusammengebastelt werden und alle wichtigen Nährstoffe enthalten; die Kilos purzeln recht schnell, weil die Kalorien eng begrenzt sind. **Nachteil**: Auf Dauer sind sie eher eintönig und langweilig, verursachen hohe Kosten. **Fazit**: Als kurzer, motivierender Einstieg in eine Diätphase sind diese Diäten okay. Dauerhaft jedoch ungeeignet, vor allem, weil kein Lerneffekt und keine dauerhafte Umstellung der Ernährung erfolgt und deshalb der Jo-Jo-Effekt droht.

GIFTLISTE FIGUR

Hungrig einkaufen
Auf jeden Fall vermeiden. Bei leerem Magen lacht Sie einfach alles an und Sie kommen garantiert mit dem kompletten Aldi-Süßwaren-Sortiment, einigen gar nicht geplanten Fertig-Pizzas und 3 Packungen Chips nach Hause.

Tipp: Vorher satt essen oder eine Banane mitnehmen und auf jeden Fall einen Einkaufszettel schreiben.

Pommes frites ...
... schwimmen im Fett. Tolle Alternative: **Backofenkartoffeln**, die genauso knusprig, aber viel weniger fettig sind. Kartoffeln mit Schale geviertelt auf's Blech legen, mit etwas Salz, Pfeffer und Rosmarin würzen, mit wenig Olivenöl bepinseln und bei 200 Grad in ca. 35 Minuten goldbraun backen.

Aufschnitt, Würstchen und Salami ...
... enthalten sehr viel verstecktes Fett – alternativ Sülze, Geflügelwurst, Bierschinken, Koch- oder Räucherschinken auf's Brot legen, die Butter drunter weglassen.

Sahnetorten ...
... sind wahre Fettbomben, ein Stück liefert etwa 25 g Fett. Alternative: Hefekuchen mit viel Obst, der weniger als 5 g Fett pro Stück enthält.

Chips, gesalzene Erdnüsse & Co ...
... liefern so ganz nebenbei jede Menge Fett. Alternativen sind z.B. Grissini, Salzstangen, Popcorn oder, noch besser, rohes Knabbergemüse oder Obst.

Schokolade oder süße Riegel ...
... enthalten, neben viel Zucker, auch noch massig Fett. Alternative: Gummibärchen und Negerküsse, die zwar Zucker, aber null Fett enthalten; Trockenfrüchte; ein Marmeladenbrot oder süßes Obst.

Cremeeis …

… wird auf Sahnebasis hergestellt, enthält also viel Fett. Leichte Alternative ist das **Fruchtsorbet**, das gar kein Fett enthält. **Tipp zum Selbstmachen**: Für ein Blitzsorbet eine leicht angetaute Packung TK-Himbeeren mit etwas Puderzucker und Zitronensaft pürieren und sofort servieren. Für Eis am Stiel Fruchtsäfte in Stieleisförmchen (Haushaltswarengeschäft) einfrieren.

Softdrinks wie Cola und Limonaden

Die süßen Drinks enthalten jede Menge Zucker. Im Handumdrehen haben Sie so, ohne satt zu werden, einiges an Kalorien runtergeschluckt. Besser auf Wasser, Tee oder Fruchtsaftschorlen umsteigen.

Alkohol …

… liefert jede Menge Kalorien. Was aber noch mehr ins Gewicht fällt, ist die Tatsache, dass Alkohol die Fettverbrennung bremst. Genau das Gegenteil bewirkt Mate-Tee, der den Stoffwechsel ankurbelt.

Auto fahren

Das bremst Ihren Energieverbrauch ganz schön aus. Versuchen Sie, wo immer es geht, auf's Auto zu verzichten, gehen Sie zu Fuß oder steigen Sie auf's Rad um.

Übermüdung

Wer völlig gestresst und übermüdet ist, greift in der Hoffnung auf Besserung schnell zum Schokoriegel oder zur Bratwurst. Ein Trugschluss. Lieber eine kurze Pause an der frischen Luft machen oder für 5 Minuten alle Stressfaktoren wie Klingel, Telefon oder Radio abstellen, ruhig auf einen Stuhl setzen, die Augen schließen und langsam ein- und ausatmen. Wer Zeit hat, legt ein Nickerchen ein.

Im Stehen oder in Eile essen

Da das Sättigungsgefühl erst nach etwa 15 Minuten einsetzt, verführt eiliges Essen oft dazu, mehr zu essen, als man eigentlich braucht und ist oft wenig befriedigend. Wenn es irgendwie geht, nehmen Sie sich Zeit zum Essen: Setzen Sie sich in Ruhe hin, decken Sie den Tisch hübsch ein, richten Sie das Essen schön an und kauen Sie jeden Bissen sorgfältig.

4. ENTSPANNUNG

Nervosität, Hektik, Stress und Abgeschlagenheit können sich bis hin zu Depression und dem Burn-out-Syndrom steigern. Ruhe zu finden und zu erfahren fällt schwer angesichts einer immer hektischer werdenden Gesellschaft, der Reizüberflutung durch die Medien und dem zunehmenden Leistungsdruck und Konkurrenzkampf. Laden Sie Ihren Akku auf, bevor Ihre Batterie ganz leer ist. Konzentrieren Sie sich zumindest einmal am Tag ganz auf sich und Ihren Körper, nehmen Sie sich Zeit für sich. Es gibt eine Vielzahl von Techniken, die das erleichtern, wenn Sie sie beherrschen. Finden Sie heraus, was Ihnen gut tut.

Richtige Atmung befreit

Wir können Wochen ohne Essen, Tage ohne Trinken, aber nur wenige Minuten ohne Atmen leben. Atmung versorgt unseren Körper nicht nur mit Energie, sie sorgt gleichzeitig durch das Ausatmen für Entgiftung. Richtiges Atmen hält nicht nur den Körper, sondern auch die Seele gesund. Deshalb ist die richtige Atmung Grundlage jeder Entspannungsübung. Wir atmen in der Regel zu flach und nur »ganz oben« mit der Brust. Ganz bewusst und tief im Bauch, also eigentlich mit dem Zwerchfell zu atmen, vergrößert das Lungenvolumen. Das Blut wird sauerstoffreicher, der Körper besser versorgt. Dabei ist es wichtig, durch die Nase zu atmen: das befeuchtet, filtert und erwärmt die Luft. Wer ständig durch den Mund atmet, bekommt Probleme mit dem Hals.

Körperbewusstsein löst Verspannungen

Falsche Haltung, wenig Bewegung und einseitige Belastung des Körpers durch die tägliche Arbeit führen zu Verspannungen. Seelische Probleme wie Angst und Niedergeschlagenheit verstärken das noch. Die Feldenkrais-Methode und die Alexander-

Technik versuchen, über eine bewusste Körperwahrnehmung Fehlhaltungen zu erkennen und zu verändern. Krankengymnastik mit all ihren Varianten, medizinische Massage und Jogaübungen bauen einen positiven Umgang mit dem Körper auf und trainieren die Beweglichkeit und Muskulatur hin zu einer gesunden Haltung. Das stärkt Körper und Geist und macht selbstbewusst.

Entspannung kann man lernen

Wenn Atmung und Haltung stimmen, ist der Weg frei für die Entspannung im Kopf. Auch die kann trainiert werden. Dabei wird zunächst die Konzentration auf den eigenen Körper gerichtet, um sich dann zu lösen und auf eine andere Ebene zu bewegen. Ganz unbewusst machen wir das in Tagträumen, bewusst bei autogenem Training und Meditation. Konzentration auf bestimmte Körperteile fördert deren Durchblutung und verbessert das Körpergefühl.

Autosuggestion und NLP (Neurolinguistisches Programmieren) dient hingegen weniger der Entspannung als der Einübung neuer Denk- und Verhaltensweisen.

Verwöhnen Sie sich

Wer nicht gerade auf dem letzten Loch pfeift, dem hilft schon ein kleines bisschen Verwöhntwerden, um wieder ins Lot zu kommen. Wohlfühl-Massagen wie im Aryuveda, ein Bad im Whirlpool, Aromatherapie mit und ohne Dampfbad und nicht zuletzt der Besuch bei Kosmetikerin und Friseur sind Streicheleinheiten für Körper und Seele.

Essen macht glücklich

Nahrungsmittel liefern Stoffe, die die Stimmung beeinflussen, z. B. das Glückshormon Serotonin und das Stresshormon Adrenalin. So wird vermutet, dass eine kohlenhydratreiche Ernährung den Serotoninspiegel im Gehirn positiv beeinflusst. Nährstoffe aus der Nahrung wie Theobromin, Koffein oder Weckamine haben in vielen Fällen eine ganz spezielle Wirkung auf die Psyche. Finden Sie heraus, was Sie glücklich macht. Und lassen Sie es sich schmecken. Denn zum Glück und zur Entspannung gehört die Fähigkeit zu genießen.

10 Glücksbringer

Haferflocken
Haferflocken wirken nicht nur auf die Schönheit, sondern sie stimulieren auch die Psyche positiv. Dafür verantwortlich sind die Weckamine. Sie erzeugen geradezu Hochgefühle.

Nudeln
Nudeln verbessern die Stimmung, weil sie den Serotoninspiegel anheben. Serotonin ist ein Gute-Laune-Hormon, es fördert das Wohlbefinden und unterstützt den Tiefschlaf. Das funktioniert am besten, wenn die Nudeln mit wenig Fett und Eiweiß zubereitet werden.

Eigelb
Eigelb enthält Lecithin, einen fettähnlichen Stoff, der in allen Körperzellen vorkommt. Lecithin stärkt die Nervenkraft.

Kakaopulver
Kakao und damit auch Schokolade (vor allem dunkle) enthält eine Vielzahl von Stoffen, die die Stimmung heben und die Sinne beleben. Theobromin, einer der Stoffe, regt das zentrale Nervensystem an, Phenyläthylamin erhöht den Serotoninspiegel.

Walnüsse
Walnüsse enthalten viel Alpha-Linolensäure, wirken cholesterinsenkend und verringern das Herzinfarktrisiko. Auch ihr Öl ist ähnlich wertvoll.

ENTSPANNUNG

Vanille

Echte Vanille ist die Kapselfrucht einer Kletterorchidee aus Mexiko. Sie enthält ätherische Öle, die gute Laune machen. Machen Sie Ihren Vanillezucker selbst: 1 Schote 4 Wochen in ein Schraubglas Zucker stecken, und schon hat er das schönste Aroma angenommen. Klappt auch mit Honig.

Honig

Honig ist der Inbegriff von paradiesischer Süße. Wer hat sich nicht schon einmal in das Land, wo Milch und Honig fließen, gewünscht? Je dünnflüssiger er ist, desto weniger Traubenzucker und desto mehr Fruchtzucker enthält er. Diabetiker sollten deshalb dünnflüssigem Honig den Vorrang geben.

Süße Früchte wie Bananen und Weintrauben

Bananen liefern neben einfachem Zucker auch das Vitamin B 6, das beim Bau von Serotonin gebraucht wird. Trauben erhöhen ebenfalls den Serotoninspiegel.

Grüner Tee

Grüner Tee enthält neben zahlreichen Vitaminen und Mineralstoffen Koffein und Gerbstoffe. Die Gerbstoffe haben entspannende Wirkung auf das vegetative Nervensystem. Außerdem wirken sie gegen Krebs und schützen vor Herzinfarkt und Schlaganfall.

Johanniskrauttee

Johanniskraut wird in der Medizin als natürliches Antidepressivum eingesetzt. Seine Wirkung ist beruhigend. Johanniskrauttee hilft bei Trübsinn, Angstzuständen Schlafstörungen, Gereiztheit und bei Wechseljahresbeschwerden.

ENTSPANNUNGS-WOCHEN-ENDE

Möchten Sie nur noch schlafen? Sind Sie fix und fertig? Dann sagen Sie rigoros alle Termine am nächsten Wochenende ab und gönnen Sie sich und Ihrem Körper eine Auszeit. Vielleicht kann das der Beginn eines bewussteren Lebensstils sein. Kommen Sie zur Ruhe. Verzichten Sie – auch wenn es schwer fällt – auf Kaffee, Cola und Alkohol.

Ätherische Öle

Ätherische Öle sind ein fester Bestandteil vieler Entspannungstechniken und erzeugen durch ihren Duft Wohlgefühle. Kaufen kann man ätherische Öle in der Apotheke, im Reformhaus und im Naturkostladen. Für das Wochenende empfehle ich Ihnen: Grapefruit, Bergamotte, Lavendel, Zypresse, Zeder, Rose. Siehe auch S. 106, Aromatherapie.

Freitag

Gehen Sie am Freitag einkaufen, dann haben Sie den Kopf frei für andere Dinge.

Einkaufsliste
1 Paprika, 2 Tomaten, 1 kleiner grüner Salat, 1 Bund Petersilie, 1 Knoblauchzehe, 1 Chillischote, 200 g Trauben, zwei Bananen, 4 Eier, 1,2 l Milch, evtl. 100 g Joghurt, 50 g Parmesan, 50 g grüne Oliven, 200 g Walnüsse, 100 g getrocknete Aprikosen, 1 Pckg. Haferflocken, eine Vanilleschote, 50 g Weizengrieß, 250 g Pasta, 1 Tafel Bitterschokolade, 100 ml Walnussöl, 1 Becher süße Sahne

Aus dem Vorrat
grüner Tee, 120 g Mehl, 1 EL Zucker, 1 Prise Paprikapulver, Salz, Pfeffer, Öl, 2 EL Weinessig, 1 EL Salatkräuter, Fett zum Ausbacken, Espresso, Honig für das Bad

Abends

Lassen Sie die Woche hinter sich mit den entspannenden Aromen aus der Duftlampe. Die richtige Mischung von ätherischen Ölen, um Abstand zu bekommen: 5 Tropfen Grapefruit, 3 Tr. Bergamotte, 2 Tr. Lavendel und 2 Tr. Zypresse. Oder Sie wählen die Mischung für tiefen Schlaf (siehe Samstag abend). Legen Sie sich dazu bequem aufs Bett, hören Sie Musik, die Ihnen beim Entspannen hilft. Konzentrieren Sie sich ganz auf die Atmung. Verfolgen Sie den Weg Ihres Atems. Beginnen Sie immer mit einer kräftigen Ausatmung.

Samstag

Morgens
Entspannung im Bett
Strecken und räkeln Sie sich morgens im Bett. Entspannen Sie durch körperliche Spannung. Legen Sie sich im Bett auf den Rücken, atmen Sie durch die Nase ein und spannen Sie Ihren ganzen Körper an. Halten Sie die Luft an und ballen sie Ihre Hände zu Fäusten. Etwa 3 Sekunden so liegen bleiben. Danach durch den Mund ausatmen, Hände öffnen, Körper entspannen. Nach einer kurzen Pause 3-mal wiederholen.

Atemübung
Stehen Sie auf. Nach der Atemübung vom Vorabend üben Sie die Bauchatmung, die eigentlich eine Zwerchfellatmung ist. Legen Sie die Hände auf den Nabel, wölben Sie beim Einatmen den Bauch heraus und ziehen ihn beim Ausatmen wieder ein. Stellen Sie sich dabei vor, Ihr Bauch sei ein Luftballon. Machen Sie die Übung 10-mal. Jetzt ist Ihr Körper bestens mit Sauerstoff versorgt.

Hafergrütze mit Vanille und Trauben
3 EL gehäufte Haferflocken mit 100 ml Wasser und einem Stückchen Vanilleschote aufkochen, vom Herd ziehen und quellen lassen. 1 Handvoll Trauben waschen und zur Grütze geben. Unter die Grütze nach Belieben 100 g Joghurt oder 100 ml

Milch und Honig rühren.
Info: Haferflocken sind sehr zinkreich, was der Haut zugute kommt. Außerdem enthalten sie noch Phytinsäure, das vor Krebs schützt.
Tipp: Sie können Vanillezucker selbst machen, indem sie 1 Schote in ein Schraubglas Zucker geben und 1 Monat ziehen lassen.

Spaziergang mit Meditation
Jetzt ist es Zeit für einen Spaziergang. Wählen Sie einen Weg, der für alle Sinne entspannend ist: Ihre Augen sollten sich auf grünen Flächen ausruhen, Ihre Nase den Duft nach Laub, Erde, Bäumen oder Blüten aufnehmen, Ihre Ohren die Laute der Natur hören und Ihre Füße weichen Boden berühren. Versuchen Sie, das Glück des Lebens zu genießen. Zu sehen, zu riechen, zu hören, zu spüren und zu sein. Mehr nicht.

Mittags
Walnussauflauf
Zutaten für 2 Personen:
100 g getrocknete Aprikosen,
500 ml Milch, 50 g Weizengrieß,
1 EL Zucker, 75g Walnüsse, 2 Eier,
Fett für die Form

Backofen auf 180 Grad vorheizen, eine kleine Auflaufform fetten. Aprikosen klein schneiden. Milch mit Grieß, Aprikosen und Zucker in einem kleinen Topf aufkochen bis der Brei dick wird. Vom Herd nehmen. Walnüsse mit einem großen Messer hacken, unter den Grießbrei geben. Eier trennen. Eigelb unter den Grieß rühren, Eiweiße steif schlagen und unter den Gries heben. Die Masse in die Form füllen und bei 180 Grad etwa 30 Minuten überbacken, bis der Auflauf leicht braun ist.
Schmeckt warm und kalt.
Info: Eier und Grieß liefern Vitamin B1, das wichtig für die Funktion der Nerven ist. Getrocknete Aprikosen sind eine wahre Vitamin-A-Bombe. Außerdem liefern sie die natürliche Süße in diesem Gericht

ENTSPANNUNG

Danach gönnen Sie sich den Luxus eines Verdauungsschlafs.

Nachmittags
Grüner Tee
Grüner Tee ist ein Genuss- und ein Heilmittel, er besitzt zahllose positive Eigenschaften und wirkt auf den gesamten Organismus belebend und schützend. Dabei kommt es auf die richtige Zubereitung an: Pro Tasse 1 Teebeutel oder 1 TL losen Tee. Wasser zum Kochen bringen, Hitzezufuhr stoppen und bis 20 zählen (es sollte etwa 80 Grad haben), aufgießen und 3 Minuten ziehen lassen, abseihen. Verfeinern kann man den Tee mit Zitrone oder Honig. Während der Tee zieht, wird zuerst das Koffein gelöst. Nach ein bis zwei Minuten wirkt der Tee leicht anregend. Dann werden die Gerbstoffe, die beruhigend und besonders gesundheitsfördernd sind, gelöst. Je länger er zieht, desto herber schmeckt der Tee.

Der Sonnengruß
... ist eine Abfolge von Übungen (Anleitung Seite 104), die harmonisch ineinander übergehen. Dabei kommt es auf eine ruhige, bewusste Atmung an. Nehmen Sie sich Zeit, vielleicht tut Ihnen beim Turnen der Duft der Aromalampe gut. Am wohltuendsten ist diese Übung an der frischen Luft. Wichtig: Die letzte Mahlzeit sollte mindestens 2 Stunden her sein.

Abends:
Bunter Salat mit knusprigen Haferflocken
Zutaten für 2 Personen:
1 Paprika, 2 Tomaten, 1 kleiner grüner Salat, 50 g grüne Oliven, 40 g Haferflocken, 1 Prise Paprikapulver, Salz, Pfeffer, ca. 3 EL Öl, 2 EL Balsamessig, 1 EL Salatkräuter

Das Gemüse und den Salat waschen, Paprika entkernen und in Streifen schneiden. Tomaten achteln. Salat in mundgerechte Stücke pflücken. Das Gemüse und den Salat mit Oliven mischen. In einer Pfanne

1 EL Öl heiß werden lassen und die Haferflocken mit Paprikapulver, Salz und Pfeffer goldbraun rösten. Aus dem Essig, den Salatkräutern, Salz, Pfeffer und dem restlichen Öl eine Marinade machen. Marinade über den Salat geben und vermischen. Mit den gerösteten Haferflocken bestreuen und servieren.

Entspannungsbad
Gönnen Sie sich vor dem Zubettgehen ein schönes Entspannungsbad mit Kerzenschein, Musik und herrlichen Düften von ätherischen Ölen. Die Aromaöltropfen in 100 ml süßer Sahne und 1 EL Honig lösen, erst das Bad einlaufen lassen (37 Grad), dann den Sahnemix zugeben. Die richtige Mischung für einen tiefen, erholsamen Schlaf sind 5 Tropfen Zeder, 1 Tropfen Rose, 7 Tropfen Lavendel. Diese Mischung können Sie auch in die Duftlampe zum Einschlafen geben. Andere Mixe s. Seite 106.

Sonntag

Morgens
Beginnen Sie den Tag mit dem Sonnengruß (s. Seite 104).

Zum Honigbrot oder Müsli gibt es
Latte Macchiato mit Kakao
Dazu 250 ml Milch mit 2 Stückchen Bitterschokolade in einem Topf heiß werden lassen. Mit einem Milchaufschäumer schaumig schlagen. In ein Glas geben und mit Kakaopulver bestreuen
Info: Milch liefert jede Menge Calcium und Vitamin B2, der Kakao regt nur milde an – für die Entspannung besser als Kaffee.

Kreative Pause
Machen Sie etwas Kreatives, das Sie schon immer gerne tun wollten: Kneten Sie Ton, malen Sie mit Wasserfarben oder Stiften. Widmen Sie sich Ihrem Balkon oder Garten – aber ohne Druck, frei und spielerisch. Vielleicht schreiben Sie auch einem lieben Menschen einen Brief. All das sollte aber nicht in Arbeit und Pflichterfüllung ausarten. Auch hier helfen Aromadüfte und Musik bei der Entspannung.

Mittags
Pasta mit Petersilien-Walnusspesto
Zutaten für 2 Personen:
250 g Pasta, 1 Bund Petersilie,
1 Knoblauchzehe, 1 Chilischote,
50 g geschälte Walnüsse, 50 g Parmesan,
ca. 100 ml Walnussöl

Die Nudeln nach Packungsanleitung gar kochen. Petersilie waschen, trocken schütteln, Blättchen abzupfen. Knoblauch schälen, Chilischote waschen, entkernen und grob hacken. Alle Zutaten bis auf das Öl in einen hohen Becher geben und pürieren. Nach und nach das Öl zufügen bis eine sämige Masse entstanden ist. Mit den fertigen Nudeln mischen.
Info: Petersilie ist reich an Vitamin C, also gut für die Abwehr, Walnuss und die Schärfe der Chili setzen Endorphine frei. Wem sie zu scharf ist, lässt sie weg.

Ausruhen mit Entspannungsmusik
Es gibt eine wahre Flut von Entspannungmusik. Vom Wassergeplätscher, über Vogelgezwitscher, Waldesrauschen oder leichter Musik ist alles dabei. Was Ihnen gefällt, müssen Sie selber herausfinden. Haben Sie Ihren Favoriten gefunden, sollten Sie dabei bleiben. Das wird Ihnen in Zukunft die Entspannung erleichtern.

Zukunftsbuch schreiben
Denken Sie aus Ihrer entspannten, erholten Situation an die nächste Woche. Überlegen Sie, was Sie anders machen möchten und schreiben Sie es in ein spezielles Buch. Das kann Ihnen helfen, wenn Sie in der Woche aus dem Tritt kommen. Schlagen Sie nach, was Sie sich vorgenommen haben – Duftlampe und Musik werden Ihnen helfen, den Entspannungszustand wiederherzustellen. Und im Büro? Atmen Sie in den Bauch ...

Abends
Pfannkuchen mit Bitterschokolade und Banane
Zutaten für 2 Personen:
2 Eier, 120 g Mehl, 100 ml Milch, Salz, Fett zum Ausbacken, 2 EL geriebene Bitterschokolade, 2 Bananen

Aus Eiern, Mehl, Milch und einer Prise Salz einen flüssigen Teig herstellen. In einer Pfanne das Fett erhitzen und nacheinander 4 Pfannkuchen backen. Mit Banane und Schokolade füllen und warm servieren.

Vor dem Schlafen
Eine leichte Massage mit der Entspannungsmischung in Öl (s. Seite 106) und danach Johanniskrauttee.

ENTSPANNUNG: DAS BRINGT'S

Sich zu entspannen hilft bei Stress, Überforderung, Konzentrationsschwäche, Abgeschlagenheit und Depressionen. Entspannungstechniken gibt es viele, hier die wichtigsten:

Yoga

Yoga ist 5000 Jahre alt und eine ganzheitliche Lehre, die das komplette Leben erfasst. In Europa stehen die Übungen, Atemkontrolle und Entspannung im Vordergrund. Bei den Yogaübungen ist es wichtig, dass sie langsam und bewusst mit tiefen Atemzügen ausgeführt werden. Am besten, Sie lassen es sich einmal von einem Yogalehrer zeigen.

Der Sonnengruß

Diese Yogaübung wird auch beim Aryuveda durchgeführt und besteht aus 12 Figuren. Atmen Sie dabei ruhig aus und ein, verweilen Sie bei jeder Übung, konzentrieren Sie sich. Wenn es Ihnen noch nicht ganz gelingt, macht das nichts: Die Beweglichkeit und der fließende Bewegungsablauf kommen erst mit der Zeit.

Gruß: Sie stehen locker da, die Füße nebeneinander. Legen Sie wie zum Gebet oder Gruß beide Handflächen vor Ihrer Brust zusammen, drücken Sie den Daumen leicht gegen das Brustbein.

Armheben: Heben Sie Arme und Kopf bzw. Blick nach oben gegen die Decke.

Fußfassen: Beugen Sie sich mit lockeren Knien nach vorne zum Boden, bis Ihre Hände die Füße und Ihr Kopf die Knie berühren.

Reiter: Gehen Sie im Ausfallschritt in die Hocke: Ihr rechtes Knie ist dabei gebeugt, das linke Bein nach hinten gestreckt, das linke Knie berührt den Boden. Der Rücken ist durchgedrückt, Sie schauen an die Decke.

Berg: Stützen Sie beide Hände nach vorne ab, das rechte Bein nach hinten strecken, Hüfte und Po hochdrücken zum Berg. Der Kopf hängt locker zwischen den Armen.

Acht Punkte: Lassen Sie sich langsam mit den Knien zuerst wie zum Liegestütz auf den Boden sinken, bis Brust und Kinn ebenfalls den Boden berühren.
Kobra: Drücken Sie Ihren Oberkörper mit den Armen nach oben, den Kopf in den Nacken legen.
Nun werden die Übungen in umgekehrter Reihenfolge wiederholt:
Berg
Reiter: wie beschrieben, aber mit dem anderen Bein.
Fußfassen
Armheben
Gruß

Autogenes Training ...

... ist ein Art der Autosuggestion, die den Körper- und den Seelenzustand beeinflusst. Im Sitzen und Liegen sagt man sich »Mein Arm ist ganz schwer« oder »Mein Herz schlägt ruhig und regelmäßig«. Dabei wandern die Gedanken ganz konzentriert zum betreffenden Körperteil. Die Übungen können bei einem Profi erlernt werden, es gibt aber auch gute CDs zum Üben. Wer autogenes Training beherrscht, kann sich überall in wenigen Minuten entspannen und sammeln. Durch die Konzentration lösen sich seelische Verspannungen. Die Tiefenentspannung fördert die Durchblutung der Organe.

Körperspaziergang

Legen Sie sich auf dem Rücken auf den Boden. Atmen Sie gleichmäßig tief ein und aus. Gehen Sie in Gedanken durch Ihren eigenen Körper spazieren, von unten nach oben. Stellen Sie sich vor, dass Sie in jeden Körperteil hineinatmen. Wo Sie sich verspannt fühlen, verweilen Sie ein wenig mit dem Atmen. Fühlen Sie die Unterlage, auf der Sie liegen. Anschließend 2 Minuten ruhig weiteratmen. Eine Übung für jeden Tag und jeden Ort, denn man kann sie auch im Sitzen machen.

Progressive Muskelentspannung

Hier werden nacheinander Muskeln angespannt und wieder losgelassen. Die Durchblutung der Partien vergrößert sich und die Sauerstoffzufuhr nimmt zu. Die Übungen sollten professionell geschult werden, dann lösen sich Verkrampfungen. In der Psychotherapie wird diese Technik zum Lösen von Ängsten angewandt.

Aromatherapie, Aromapflege

Ätherische Öle verbreiten einen intensiven Duft, der nicht nur unserer Nase schmeichelt, sondern auch therapeutische Wirkung hat. Die Naturheilkunde arbeitet damit, aber auch jeder Mensch, der sich parfümiert. So wirkt Lavendelöl seelisch ausgleichend, aufbauend und beruhigend, aber gleichzeitig keimtötend (deshalb die Wäschesäckchen), wundheilend und schmerzlindernd. Natürliche ätherische Öle sind den künstlichen überlegen – Sie bekommen sie in der Apotheke, im Reformhaus, im Bioladen und in der Drogerie. Die Dosierung ist immer in Tr. = Tropfen angegeben. Für die Duftlampe werden höchstens 3–5 Tropfen in die mit Wasser gefüllte Schale getropft, im Badewasser werden sie mit 1/2 Becher Sahne und etwas Honig gemischt. Für eine Massage werden die ätherischen Öle mit neutralem Öl, z.B. Mandelöl, vermischt: 20 Tropfen Aromaöl auf 50 ml Mandelöl. Ätherische Öle sind intensiv und nicht ganz billig – deshalb mit Vorsicht verwenden. Unterschiedliche Mischungen finden Sie auf den Seiten 98, 101 und 111.

Licht

Licht wirkt auf den Geist und auf die Nerven. Helles, grelles Licht braucht man zum Arbeiten, es reizt jedoch die Nerven extrem und kann sogar zu Kopfschmerzen führen. Dunkles, sanftes Licht entspannt. Bauen Sie zu Hause einen Dimmer in Ihr Wohnzimmerlicht, dann haben Sie die Möglichkeit, je nach Tätigkeit das Licht einzustellen. Indirekte, versteckte Lichtquellen sind auch ideal.

Natürliches Licht wirkt anders. Die Sommermonate mit langen Tagen und viel Sonnenlicht heben die Stimmung und bauen Stress ab. In den dunklen, kalten Wintertagen steigt die Müdigkeit und die Neigung zu Depressionen. Nutzen Sie die hellen Stunden für ausgiebige Spaziergänge an der frischen klaren Winterluft, auch wenn es regnet.

Schlaf
Ausreichend Schlaf ist für die Gesundheit von Körper und Geist bedeutend. Während des Schlafens regeneriert sich der gesamte Körper und tankt neue Energien. Dabei ist der Schlaf vor Mitternacht besonders wichtig. Der Schlafbedarf ist individuell höchst unterschiedlich. Sie wissen am besten, wie viel Sie brauchen – und dass Sie auch eine Zeitlang mit weniger auskommen. Aber auf Dauer sollten Sie Ihrem Bedürfnis Rechnung tragen.

Nein sagen
Nehmen Sie Ihre Bedürfnisse ernst, der Körper sagt es Ihnen spätestens dann, wenn er nicht mehr kann oder verspannt ist. Dann ist es höchste Zeit, auf ihn zu hören. Sagen Sie bewusst nein, wenn Aufgaben verteilt werden, wenn Sie ständig beansprucht werden und Lückenbüßer für Ihre Umgebung sind. Setzen Sie Grenzen. Sagen Sie, was Sie machen, wo Sie helfen, aber auch wann Sie Ruhe haben möchten.

ENTSPANNUNG

REZEPTE FÜR'S GEMÜT

Drinks

Honig Smoothie
1 EL Honig mit 1 EL Vanilleeis und 250 ml Kefir im Mixer schaumig schlagen.
Info: Der Drink wirkt erfrischend und weckt neue Energien
Nehmen Sie Vanilleeis mit echter Bourbon-Vanille, das schmeckt aromatischer.

Grüner-Tee-Bowle
Für etwa 1 l Bowle:
4 TL grünen Tee auf 1/2 l Wasser,
2 EL Vanille-Honig, 2 Orangen,
1/2 l Orangensaft, Eiswürfel

Tee zubereiten, Honig zugeben und abkühlen lassen. Orangen schälen und in Scheiben schneiden, zum Tee geben. O-Saft zugießen und verrühren. Mit Eiswürfeln servieren.

Info: Vitamin B1, Kalium, Calcium und Magnesium tun den Nerven gut. O-Saft und Zitronen liefern Vitamin C für den Stoffwechsel.

Snacks

Gebackene Banane mit Haferflocken

1 reife Banane halbieren und mit Zitronensaft beträufeln, erst in einem aufgeschlagenem Ei, dann in 1 EL Haferflocken wenden und in 1 EL Öl von beiden Seiten braten. Wer will, kann noch Honig darüber träufeln.

Tipp: Aus dem restlichen Ei ein Omelett backen und kalt mit Tomate und Kresse in einem Brötchen als Büromahlzeit essen.

Haferflockenkekse

Zutaten für ein Backblech:
100 g Backpflaumen , 50 g Rosinen, 125 Butter, 50 g Zucker, 1 großes Ei, 50 g Mandelblättchen, 160 g Haferflocken, eine Prise Zimt

Backofen auf 160 Grad heizen. Pflaumen und Rosinen fein hacken. Backblech mit Backpapier auslegen. Butter mit Zucker und Ei verrühren. Restliche Zutaten unterrühren und mit zwei Löffeln kleine Häufchen aufs Blech setzen. Im Ofen bei 160 Grad 25 Minuten backen. Ergibt etwa 50 Stück.

Info: Trockenfrüchte bringen die Süße, Haferflocken steigern die Laune. Zimt enthält ätherische Öle, die den Kreislauf anregen.

Walnusshonig

Für ein Schraubglas mit 200 g Inhalt:
60 g ganze Walnüsse mit gut 100 g Honig und 2 EL Weinbrand mischen und in ein sauberes, gut verschließbares Schraubglas füllen.

Info: Die Walnüsse geben Ihr Aroma an den Honig ab. Wer will, kann noch Rosmarin dazu tun, das gibt einen herzhaften Geschmack.

Hauptgerichte

Zucchini-Mandelsauce mit Bandnudeln und Fetakäse

Zutaten für 2 Personen:
250 g Bandnudeln, 200 g Zucchini,
1 Knoblauchzehe, 1 EL Öl,
2 EL geriebene Mandeln, 2 EL Quark,
Salz und Pfeffer, 50 g Fetakäse

Bandnudeln nach Packungsanleitung zubereiten, Zucchini waschen und in Scheiben schneiden. Knoblauch schälen und fein hacken In einem Topf das Öl erhitzen. Knoblauch andünsten, Mandeln zugeben und leicht rösten. Zucchini zugeben und mitbraten, salzen und pfeffern. Quark und zerbröckelten Feta unterrühren. Solange garen, bis die Zucchinis weich sind Mit einem Pürierstab pürieren und mit den Nudeln mischen.
Info: Mandeln liefern Nervennahrung, Quark und Feta mageres Eiweiß, das für den Nervenbau wichtig ist. Nudeln machen glücklich und zufrieden.

Kräuterrührei

Zutaten für 2 Personen:
4 Eier, 1 Schuss Milch, Muskat, Pfeffer, Salz, Paprika, verschiedene frische Kräuter, z. B. Schnittlauch, Petersilie, Thymian, Basilikum, 2 TL Butter

Eier verquirlen, Milch und Gewürze zugeben. Die Kräuter waschen und fein gehackt zu den Eiern geben und verquirlen. Eine beschichtete Pfanne mit der Butter erhitzen. Eier in die Pfanne geben und mit einem Pfannenwender von außen in die Mitte rühren, sodass Flocken entstehen. Je nach Belieben trocken oder feucht braten. Dazu passen Kartoffeln.
Info: Eier sind gute Lecithin- und Eiweißlieferanten. Kräuter bringen Carotinoide. Kartoffeln helfen gegen Reizbarkeit.

ENTSPANNUNG: WAS MACHE ICH, WENN ...

... mir alles über den Kopf wächst?

Lassen Sie rigoros alles weg, was nicht unbedingt nötig ist. Auch auf die Gefahr hin, dass Ihre Umgebung etwas verschnupft ist. Nutzen Sie die gewonnene Zeit für Ruhepausen, Schlaf und Übungen. Aromamix für die Duftlampe: 1 Tr. Angelika, 2 Tr. Geranie, 3 Tr. Lavendel. 5 Tr. Bergamotte. Diese Mischung macht Mut.

... wenn ich alles auf einmal machen muss?

Sagen Sie bewusst Stopp! Atmen Sie bei offenem Fenster tief in den Bauch. Anschließend nehmen Sie sich ein Blatt Papier zur Hand und notieren die Aufgaben nach Wichtigkeit. Anschließend arbeiten Sie die Liste konsequent von oben nach unten ab. Wenn alles erledigt ist, reflektieren Sie die Aufgaben und überlegen mit dem Partner oder einem Vorgesetzten, wie in Zukunft die Aufgabenverteilung anders gestaltet werden kann.

... ich gereizt bin und mir alles auf die Nerven geht?

Atemübungen nehmen den ersten Zorn und machen stark. Ergänzen können Sie das mit einer Duftmischung in der Lampe: 5 Tr. Grapefruit, 3 Tr. Bergamotte, 2 Tr. Lavendel, 2 Tr. Zypresse. Wenn Sie es schaffen, täglich den Sonnengruß zu vollziehen, wird Ihre Gelassenheit zunehmen. Reicht dafür die Kraft nicht: Machen Sie einen Yogakurs.

... ich mutlos und depressiv bin?

Konfrontieren Sie sich mit Ihren Ängsten und überlegen Sie, was denn eigentlich wirklich passieren kann. Machen Sie täglich Atemtraining, massieren Sie sich täglich schon morgens mit dieser Mischung ein: 1 Tr. Mandelöl, 2 Tr. Sandelholz, 1 Tr. Cistrose, 2 Tupfer Mimose (ist nur streichfähig), 2 Tr. Grapefruit, 2 Tr. Mandarine. Essen Sie morgens regelmäßig Haferflocken und trinken Sie als Schlummertrunk Johanniskrauttee.

... ich ausgepowert bin?

Nehmen Sie sich eine Aus-Zeit. Das kann ein Entspannungswochenende sein, ein Aufenthalt in einem Kloster, eine Sommerfrische am Meer, eine Kur oder eine Wanderwoche in den Bergen. Aber es sollte wirklich ein Ausstieg sein, der Abstand zum Alltag schafft und an die eigenen Wurzeln zurückführt. Das kann manchmal ungewohnt oder sogar schmerzhaft sein. Aber es setzt neue Kräfte frei.

... ich nicht schlafen kann?

Schlafstörungen können viele Gründe haben. Ein Beruhigungsbad (s. Seite 101), dieselbe Ölmischung auf dem Kopfkissen, ein Abendspaziergang oder auch ein Kräutertee mit Baldrian oder Johanniskraut entspannt. Überlegen Sie, ob Sie vielleicht insgesamt zuviel Schlaf haben und nicht wirklich ausgelastet sind. Oder ob tiefere Ursachen vorliegen. Dann allerdings hilft Entspannung alleine auf Dauer kaum.

ENTSPANNUNG: SOS-TIPPS

Verspannt im Büro: Das hilft

Dehnung der seitlichen Nackenmuskulatur

Setzen Sie sich auf den Stuhl, gerade aufrechte Haltung. Fassen Sie mit der rechten Hand über den Kopf hinweg ihr linkes Ohr. Ziehen Sie behutsam Ihren Kopf nach rechts in Richtung rechter Ellenbogen. Dabei die linke Schulter nach unten, Richtung Boden schieben. Dann ist die andere Seite dran.

Kräftigung der Schultermuskulatur

Dehnt gleichzeitig die Brustmuskulatur. Ausgangstellung wie oben. Greifen sie vor der Brust mit den Fingern ineinander, als wollten Sie sich die Finger gegenseitig erwärmen. Ziehen sie die Arme auseinander. Der Druck ist dabei auf den Fingerspitzen, die sich gegenseitig wegziehen möchten; ohne die Schultern zu heben. Bleiben sie etwa 5 Sekunden in dieser Haltung.

Kräftigung der Rückenmuskulatur

Übungen gegen verspannte Haltung sind z. B. »der Katzenbuckel« aus dem Kapitel Fitness-Wochenende (s. Seite 123) und die Übung auf Seite 31.

Tricks gegen gestresste Augen

Palmieren

Halten Sie beide Handflächen locker 1–2 Minuten vor die geschlossenen Augen. Diese sind geschlossen. Atmen Sie tief ein und entspannen Sie sich. Der Atem sollte ruhig, aber kräftig sein. Beim Beenden der Übung erst die Augen öffnen. Nehmen Sie dann langsam die Hände immer weiter weg von den Augen.

Augenmuskeln dehnen

Schließen Sie die Augen. Drehen Sie bei geschlossenen Augen die Augäpfel so, als würden Sie in Richtung Decke schauen. Verharren Sie einen Moment in dieser Position. Dabei tief ein- und ausatmen. Drehen Sie die Augäpfel wieder in Normalstellung. Dann bewegen Sie die Augäpfel in Richtung Boden. Ebenfalls so verharren und richtig atmen. Anschließend geht's wieder zur Normalstellung zurück. Öffnen Sie die Augen, blinzeln Sie ein paar Mal und atmen tief durch. Anschließend wiederholen Sie diese Übung in Rechts-Linksrichtung. Und zum Schluss lassen Sie die Augen in jede Richtung kreisen.

Energie tanken

Setzen Sie sich locker auf einen Stuhl. Schließen Sie die Augen, atmen Sie ruhig und tief ein und aus. Gehen Sie in der Phantasie über eine Sommerwiese. Schauen Sie sich alle Blumen, Kräuter, Farben und Formen genau an. Atmen Sie den Duft von Gräsern und Blüten tief ein. Insgesamt dauert es etwa 5 Minuten, die ersten Male können Sie sich einen Wecker stellen, später haben Sie die Zeit im Gefühl. Nach der Übung 2 Minuten ruhen, bevor es wieder losgeht.

Schnell konzentrieren

Wenn Sie merken, dass die Konzentration nachlässt, geben Bananen schnelle Kraft für Geist und Körper. Auch Trockenfrüchte wirken direkt und die Zuckerenergie gelangt sofort ins Gehirn. Trinken nicht vergessen!

Nur Mut

Blitzhilfe bei Lebens- und Prüfungsängsten leisten ein paar Tropfen Lavendel, Bergamotte oder Angelika auf dem Taschentuch – probieren Sie, was Sie aufrichtet. Atemübungen und Selbstsuggestion können ebenfalls das Selbstbewusstsein stärken.

GIFTLISTE ENTSPANNUNG

Reizüberflutung ...
... zerrt an unseren Nerven. Nirgendwo finden wir Ruhe. Gehen Sie in den Wald oder auf eine Wiese, am Besten weit ab von der Zivilisation. Natur pur lässt Sie zur Ruhe kommen. Ein Spaziergang macht den Körper fit.

Termine, Termine, Termine
Entschlacken Sie Ihren Kalender, wenn Sie können, sagen Sie öfter mal »nein«, lassen Sie alles weg, was nicht unbedingt nötig ist. Es ist verblüffend, wie viel Zeit übrig bleiben kann. Sie ist Ihr kostbarstes Gut: Geizen Sie damit.

Chaos
Ein unaufgeräumter Schreibtisch, überquellende Bücherregale, Sammelsurien aus den letzten 20 Jahren lähmen und nehmen die Luft zum Atmen. Feng-Shui-Spezialisten behaupten, diese Dinge rauben Energie. Trennen Sie sich vom Ballast – auch wenn es Kraft kostet. Holen Sie sich dazu energische Hilfe.

Hektik
Alles muss schnell erledigt werden. Der Druck steigt und man wird hektisch. Tipp: Kurze Pause einlegen, tief durchatmen, eine kleine Entspannungsübung machen.

Alltagssorgen
Die kleinen Nöte können sehr gut mit jemandem, z. B. der besten Freundin besprochen werden. Meist findet sich sofort ein Ausweg.

Schlafmangel ...
... lässt den Körper nicht zur Ruhe kommen. Er kann sich nicht regenerieren. Nicht umsonst ist Schlafentzug eine schlimme Folter. Achten Sie konsequent auf ausreichenden Schlaf, d.h. zwischen 6 und 8 Stunden, je nach individueller Veranlagung.

5. FITNESS

Fit sein, das heißt sprudeln vor Energie, Kraft haben, belastbar sein. Die Grundlage für diese Leistungsfähigkeit ist, neben einer gesunden Ernährung, Bewegung. Denn sie baut nicht nur Muskelmasse auf und Fettpolster ab, sondern regt die Durchblutung an, erhöht das Lungenvolumen und damit die Sauerstoffversorgung des ganzen Körpers. Doch von nichts kommt nichts.

Das baut Muskeln auf

Muskeln brauchen in erster Linie Eiweiß als Grundbaustein, Eisen und Zink für die Sauerstoffversorgung, Magnesium und Calcium für die Bewegung, Vitamin B2 und B12 für den Eiweißstoffwechsel.
Doch das allein reicht nicht aus: Nur durch regelmäßiges Training entwickelt sich die Muskelmasse. Wer gezielt Muskelaufbau anstrebt, braucht regelmäßiges Krafttraining (Bodybuilding). Gezielte Übungen für bestimmte Körperpartien nennt man Bodyshaping. Dieses Training gibt's in Fitnessstudio. Mit diesem Buch können Sie es auch ganz gemütlich zu Hause durchführen.

Bewegung macht glücklich

Ausdauertraining wie Walken, Joggen, Schwimmen oder Rad fahren verbessert die gesamte Körperfitness. Viele Muskeln werden auf einmal angesprochen, das Herz wird leistungsfähiger, das Lungenvolumen vergrößert sich, Gelenke und Knochen gewinnen an Dichte. Der Stoffwechsel arbeitet schneller, das Gehirn wird besser durchblutet, das Immunsystem wird stärker, man schläft gut und ist einfach fröhlicher. Vielleicht haben Sie das nach körperlichen Aktivitäten auch schon empfunden. Vorausgesetzt, Sie haben es gerne getan. Verbissen an einem knackigen Po zu arbeiten bringt wenig, das ist wissenschaftlich bewiesen. Nur mit Spaß und guter Laune bleibt man beim Sport, und der innere Schweinehund wird gar nicht erst herausgelassen. Probieren Sie verschiedene Sportarten aus, dann finden Sie schnell heraus, welche Ihnen liegt.

Wie hoch darf der Pulsschlag während des Trainings sein?

Die Herzfrequenz gibt Auskunft über die richtige Belastung. Denn für jede Bewegung braucht der Körper Energie aus Kohlenhydraten, Fetten und zur Not aus Eiweiß. Dabei gibt es zwei Wege der Energiegewinnung. Bei kurzen, intensiven Bewegungen wird »anaerob« die Energie aus Muskelglycogen bereitgestellt. Bei lang andauernder Bewegung »aerob« – das heißt der Muskelstoffwechsel braucht dazu Sauerstoff – aus Glukose und Fetten. Die Durchblutung und der Herzschlag erhöhen sich so lange, bis genug Sauerstoff geliefert wird. Dann liegt ein optimales Verhältnis zwischen Sauerstoffbereitstellung und Energiegewinnung vor. Dieses Verhältnis liegt bei einer bestimmten Herzfrequenz, die für jeden Menschen und abhängig vom Alter unterschiedlich ist. In den meisten Fitnessstudios können Sie in einem Belastungstest Ihre optimale Herzfrequenz ermitteln lassen. Mit Hilfe einer Pulsuhr, die den Herzschlag misst, können Sie beim »Sporteln« diesen Wert im Auge behalten. Vorteil dieses Ausdauertrainings: Die Fettpolster werden abgebaut.

So bekommen Sie Energie

Der Kraftstoff für unsere Muskeln ist Glukose (Traubenzucker), die in Form von Glykogen im Muskel selbst gespeichert wird. Er wird bei sportlichen Aktivitäten verbraucht. Ist die Anstrengung sehr intensiv, sind diese Speicher nach 1 1/2 Stunden leer. Dauert die Belastung länger an, kann der Muskel auch aus den körpereigenen Fettreserven Energie beziehen. Wer gut trainiert ist, beginnt mit der Fettverbrennung früher – und hält länger durch. Genau das ist es, was wir als fit sein bezeichnen. Obwohl unsere Muskeln Glukose brauchen, ist es nicht sinnvoll, viel Zuckriges zu essen oder zu trinken. Das wird zwar blitzartig verdaut, führt aber zu einer Insulinausschüttung, und das wiederum lässt den Blutzuckerspiegel schnell erst recht in den Keller sinken. Kohlenhydrate in Stärkeform, also als Flocken, Brot, Obst und Gemüse sorgen dagegen durch eine langsamere Verdauung für einen regelmäßigen Energiefluss. Vorsicht mit Fett: Es hat nicht nur doppelt so viel Kalorien wie Kohlenhydrate, sondern liegt auch schwer im Magen.

Trinken ist wichtig

Wer intensiv Sport treibt, der schwitzt – und atmet so intensiv, dass er auch über die Lunge Flüssigkeit verliert. Dabei gehen auch Mineralstoffe, vor allem Salz, verloren. Am besten ist es, schon vor dem Training ein Glas Apfelsaftschorle zu trinken. Im Verhältnis 1:1 ist sie isoton – das heißt ähnlich zusammengesetzt wie das Blut. Dadurch gelangt die Flüssigkeit schnell ins Blut. Der natürliche Fruchtzucker stabilisiert den Blutzuckerspiegel, und das Salz im Mineralwasser ersetzt das ausgeschwitzte. Kalte Saftschorle wandert schneller durch den Magen in den Darm als warme Getränke. Eiskaltes kann eine sturzartige Entleerung des Mageninhalts und Durchfall auslösen. Übertreiben Sie es nicht mit dem »verdienten« Bier danach. Alkohol liefert viele Kalorien, hemmt die Fettverbrennung und entzieht dem Körper Flüssigkeit. Es kann also die ersten Erfolge schnell zunichte machen.

Was liegt wie lange im Magen?

Zeit im Magen 15-30 Minuten	Lebensmittel und Gerichte Kohlenhydratreiche Getränke je nach Inhaltsstoffen
1-2 Stunden	Obst wie Apfel und Banane Zwieback/Weißbrot mit Konfitüre Milchprodukte wie Quarkspeise mit Früchten
2-3 Stunden	Leichte, kohlenhydratreiche fettarme Mahlzeiten wie Reis mit Gemüse und Fisch, Nudelsuppe, Pasta, Milchreis
3-4 Stunden	Normale Mahlzeiten wie Kartoffeln mit Gemüse und Fleisch, Nudeln mit Fleischsauce
Über 4 Stunden	Fettreiche Gerichte wie Rahmgulasch, Pommes und Bratwurst, Puffer, Eiscreme Gerichte mit Hülsenfrüchten

10 Fitmacher

Seelachs
Seelachs ist sehr mager, dafür enthält er viel wertvolles Eiweiß (Protein), das aus Aminosäuren besteht. Unser Körper braucht diese Aminosäuren für den Stoffwechsel und den Zellaufbau. Außerdem ist Seelachs reich an Jod. Jod kommt vor allem in Seefischen vor. Speisesalz wird es künstlich zugesetzt, und auch in Milch sind Spuren von Jod zu finden. Unsere Schilddrüse braucht Jod zur Bildung von Hormonen, die den Stoffwechsel regulieren und unsere Leistungsfähigkeit erhalten. Haben wir zu wenig, werden wir müde und träge. Schlimmstenfalls bekommen wir sogar einen Kropf.

Lamm
Lammfleisch enthält besonders viel Eisen. Gleichzeitig ist es wegen der Weidehaltung unbelastet. Eisen braucht der Körper für die Temperaturregulation, das Immunsystem und den Sauerstofftransport. Aus Fleisch kann der Körper Eisen besonders gut aufnehmen, aus pflanzlichen Quellen ist es nicht so gut verfügbar. Trinken Sie zu Lamm Fruchtsaft mit viel Vitamin C: Das unterstützt die Eisenaufnahme.

Gekochter Schinken
Vitamin B1 kommt in Schweinefleisch und damit auch im gekochten Schinken reichlich vor. Vitamin B1 ist am Energiestoffwechsel beteiligt und bei der Funktion des Herzens und der Nerven unentbehrlich. Schneiden Sie den Speckrand vor dem Essen ab.

Brokkoli
Brokkoli enthält viel Magnesium und Calcium. Magnesium spielt eine Rolle beim Energiestoffwechsel. Beide Mineralstoffe sind an der Muskelkontraktion beteiligt.

Grüne Bohnen
Grüne Bohnen enthalten viele Ballaststoffe, die sich auf den Verdauungstrakt positiv auswirken. Das Eiweiß in Bohnen ist kombiniert mit Getreide eine hochwertige Aminosäurenquelle.

Kartoffeln

Kartoffeln enthalten pflanzliches Eiweiß – mit Ei kombiniert ist es am hochwertigsten von allen Lebensmitteln. Außerdem liefern Kartoffeln Kalium. Das spielt bei der Muskelfunktion und bei der Reizweiterleitung im Muskel eine entscheidende Rolle. Und frische Kartoffeln haben viel Vitamin C.

Buttermilch

Buttermilch ist ein toller Fitmacher, weil sie viel Eiweiß, Vitamin B 2 und B 12 für den Energie- und Eiweißstoffwechsel enthält und dabei fettarm und leicht verdaulich ist. Außerdem liefert Buttermilch eine extra Portion Flüssigkeit. Ideal als Snack vor, während und nach dem Sport.

Körniger Frischkäse

Körniger Frischkäse hat die gleichen Vorzüge wie Buttermilch. Er besitzt viel Eiweiß, Vitamin B 12 und B2 und wenig Fett und schmeckt schön herzhaft.

Vollkornmüsli mit Nuss

Im vollen Korn und in Nüssen sind die Vitamine B1-B6, Folsäure, Vitamin E, die Mineralstoffe Eisen, Magnesium und Calcium und viel pflanzliches Eiweiß vertreten. Achten Sie auf die Zutatenliste: Es sollte nichts Zuckriges auftauchen. Bei Aldi gibt's das Vollkorn-Nuss-Müsli.

Müsliriegel

Sie sind der ideale Begleiter bei sportlichen Betätigungen. Sie sollten viel Vollkorn enthalten. Zusammen mit Zucker und Honig liefern Müsliriegel schnell Energie und laden die Kohlenhydratspeicher wieder auf.

FITNESS-WOCHENENDE

Nun? Lust bekommen auf einen Versuch? Dann starten Sie mit einem Fitness-Wochenende. Erledigen Sie den Einkauf schon am Freitag, dann haben Sie genug Zeit fürs Training und für die Entspannung. Verabreden Sie sich zum Sport mit Freunden schon während der Woche. Wetten, dass Sie am Montag ganz anders in die Woche starten? Versuchen Sie einige Dinge, die Ihnen besonders gut tun, beizubehalten. Und jetzt geht's los mit dem Fitnessplan.

Freitag

Einkaufsliste
400 g Lammfilet (TK), 400 g Seelachs (TK), 200 g gekochter magerer Schinken, 250 g grüne Bohnen, 300 g Brokkoli (TK), 1 Bund Radieschen, 2 Karotten, 1 Chicoree, 100 g Feldsalat, 300 g Kartoffeln, 1 Apfel, 1 Bund Schnittlauch, 1 Knoblauchzehe, 250 ml Buttermilch, 250 g körniger Frischkäse, 2-3 Eier, Roggenvollkornbrot

Aus dem Vorrat:
Salz, Pfeffer, Öl, Senf, Weinessig, Salatkräuter, etwas Zitronensaft, Gemüsebrühe, Haferflocken, Mandelblättchen, Zimt, Thymian, grüner Tee, Müsli,
2 Knäckebrote, fettarme Milch oder Multivitaminsaft, Apfelsaft und Mineralwasser

Samstag

Morgens
Frühgymnastik
Fangen Sie mit Bewegung an, am besten bei offenem Fenster. Ca. 10 Minuten reichen aus und machen fit und beweglich für den Tag.

Radeln im Bett
Legen Sie sich auf den Rücken, der Kopf liegt direkt auf der Matratze, die Decke ist zurückgeschlagen. Die Arme liegen seitlich am Körper. Der Rücken liegt flach, ohne Hohlkreuz, auf der Matratze. Heben Sie die Beine senkrecht in die Luft und fahren Sie Rad. Abwechselnd mal langsam und mal schnell fahren. Halten Sie insgesamt 3 Minuten durch.
Diese Übung bringt langsam den Kreislauf in Schwung. Achten Sie darauf, dass die Füße nicht auskühlen, ziehen Sie lieber Socken an.

Katzenbuckel
Verlassen Sie das Bett und stellen Sie sich auf alle Viere, das heißt auf die Knie und Hände. Machen Sie ein Hohlkreuz, der Kopf schaut dabei nach oben, atmen Sie tief ein und aus. Anschließend machen Sie einen Buckel. Der Kopf schaut nach unten zur Brust hin. Wieder tief ein und ausatmen. Das Ganze 10-mal im Wechsel.
Neben der Lockerung der Rückenmuskulatur werden hier auch noch die Beckenbodenmuskeln trainiert.

Riese und Zwerg

Stellen Sie sich hin, strecken die Arme nach oben und versuchen Sie abwechselnd mit den Armen die Zimmerdecke zu erreichen. Dabei treten Sie auf der Stelle.

Anschließend Arme nach unten nehmen und langsam in die Hocke gehen, dabei immer noch auf die Stelle treten. Der Rücken sollte dabei so gerade wie möglich bleiben. Diese zwei Positionen abwechselnd jeweils 10-mal wiederholen.

Bei dieser Übung wird der gesamte Körper gestreckt und gedehnt und der Kreislauf in Schwung gebracht.

Frühstück
Grüner Tee mit Müsli

Bei grünem Tee etwa 1 TL pro Tasse mit 80 Grad heißem Wasser aufgießen, dann wird er nicht bitter. Ca. 3 Minuten ziehen lassen. Für das Müsli 3 EL Vollkorn Müslimischung, eine Tasse frisches, klein geschnittenes Obst und 1 Becher Joghurt, Milch (1,5 Prozent Fett) oder Fruchtsaft miteinander vermischen.

Müsli macht für längere Zeit satt, gibt die Energie langsam an den Körper ab, bringt die Verdauung in Schwung und liefert viele Vitamine und Mineralstoffe. Aber warten Sie etwa eine Stunde, bevor Sie Sport machen, sonst tut sich Ihr Magen mit der Verdauung schwer.

Verabredung zum Tennis oder Squash

Tennis und Squash sind schnelle, spielerische Sportarten. Hier werden Ausdauer, Reaktionsvermögen und Schnellkraft trainiert. Tennis kräftigt Beine und Arme. Es kann im Sommer auch im Freien ausgeübt werden: Das tut doppelt gut. Squash ist ein reiner Hallensport. Wenn Sie Anfänger sind, lassen Sie sich von einem Trainer oder Freunden einweisen, dann macht es mehr Spaß.

Mittags
Salat mit Schinkenstreifen
Zutaten für 2 Personen:
100 g Feldsalat, 4 Radieschen, 2 Karotten, 1 Chicoree, 200 g gekochter magerer Schinken, 1 EL Senf, 2 EL Weinessig, Salz, Pfeffer, 1 EL Salatkräuter, 1 EL Pflanzenöl

Den Salat und das Gemüse putzen und waschen. Radieschen und Karotten in Scheiben schneiden, Chicoree und Schinken in Streifen. Die übrigen Zutaten zu einem Dressing verrühren. Alles in einer Schüssel miteinander vermischen. Dazu gibt's geröstetes Roggenvollkornbrot.

Nachmittags
Ab in den Garten
Auch Gartenarbeit macht fit – wenn Sie dabei auf die richtige Haltung achten.
Beim Jäten, Hacken und Pflanzen knien Sie sich auf eine weiche Unterlage: Das entlastet den Rücken. Wechseln Sie zwischen kniender und stehender Tätigkeit ab, so werden auch die Beine zwischendurch entlastet.
Gegen die Sonne hilft ein Sonnenhut. Gegen schmutzige Fingernägel vor Beginn der Gartenarbeit mit den Nägeln über ein Seifenstück fahren, bis sich die Seife unter den Nägeln verteilt hat. Beim Waschen der Hände löst sie sich wieder auf.
Und wer keinen Garten hat? Der lädt sich bei Gartenfreunden ein – oder macht eine mehrstündige Wanderung.

FITNESS-WOCHENENDE

Abends
Fisch mit Brokkoli und Kartoffeln aus einem Topf
Zutaten für 2 Personen:
400 g Seelachs (TK), etwas Zitronensaft, Salz, Pfeffer, 300 g Kartoffeln, 300 g Brokkoli (TK), 100 ml Gemüsebrühe, 1 EL Mandelblättchen

Seelachs mit Zitronensaft beträufeln und mit Salz und Pfeffer würzen, auftauen lassen. Die Kartoffeln waschen, schälen und in kleine Würfel schneiden. Brokkoli auftauen lassen und einen hohen Topf mit der Gemüsebrühe füllen, Kartoffeln hineingeben und etwa 5 Minuten in geschlossenem Topf kochen, dann Brokkoli zugeben und weitere 5 Minuten köcheln lassen. Seelachs abspülen, auf den Brokkoli legen und in etwa 5 Minuten fertig garen. Mandelblättchen in einer Pfanne goldbraun rösten und über das Gericht geben. Geht natürlich auch mit frischem Brokkoli.

Spätgymnastik
Wer abends noch nicht zu müde ist, kann einen kleinen Abendspaziergang unternehmen. Gehen Sie so schnell, dass Ihnen warm wird. 1/2 Stunde reicht. Oder gehen Sie tanzen: Hauptsache Sie bewegen sich. Knabberzeug und Betthupferl dagegen sind tabu!

Sonntag

Morgens
Frühgymnastik wie am Samstag

Danach gibt es eine kleine Energiespritze fürs Trimmen. Ganz Hungrige dürfen auch die doppelte Portion trinken!

Buttermilchmix
Zutaten:
1 Apfel, 2 gehäufte EL Haferflocken, 1 Prise Zimt, 250 ml Buttermilch

Apfel waschen, entkernen, in Stücke schneiden und zusammen mit den anderen Zutaten im Mixer pürieren.

Laufen oder Trimm-Dich-Pfad mit Freunden oder der Familie
Gemeinsam macht Sport mehr Spaß. Man motiviert sich gegenseitig und hat reichlich Gelegenheit zum Lachen und Reden. Nehmen Sie zum Lauftreff eine Flasche Mineralwasser oder Apfelsaftschorle mit, um den Flüssigkeitsverlust auszugleichen. Fangen Sie langsam an und laufen Sie nur so schnell, dass sie sich dabei unterhalten können. Trimmen trainiert zusätzlich rundum den ganzen Körper.

Mittags
Frischkäseknäcke
Zum Mittagessen gibt es einen kleinen leichten Snack, der nicht so lange im Magen liegt.
Für zwei Knäckebrote: 125 g körnigen Frischkäse mit einem Bund gehacktem Schnittlauch, Salz und Pfeffer mischen und auf die Knäckebrote verteilen. Dazu Radieschen knabbern.

Nachmittags
Selbst nach dem leichten Essen lieber 1 Stunde warten, bevor Sie zum Schwimmen gehen. Ihr Körper hat dann erst einmal genug zu tun und sollte nicht zusätzlich belastet werden. Gönnen Sie sich einen Mittagsschlaf!

Schwimmen mit Aquagym
Schwimmen Sie etwa 20 Minuten; entweder Kraulen oder Rückenkraulen. Das ist für den Körper am besten. Wenn Ihnen das unangenehm ist, können Sie auch Brustschwimmen – aber richtig: Kopf immer untertauchen, nicht krampfhaft über Wasser halten. Das führt zu Rückenverspannungen.

10 Minuten Unterwassergymnastik
Im Prinzip können Sie die Übungen, die Sie an Land machen, auch im Wasser wiederholen, nur werden dann die Bewe-

gungen viel langsamer, da der Widerstand des Wasser überwunden werden muss. Trainieren Sie in einem Becken, wo Sie noch gut stehen können. Der Brustkorb sollte noch aus dem Wasser schauen.

Für die Beine: Hampelmann

In einer Hüpfbewegung grätschen und schließen Sie die Beine abwechselnd jeweils 20-mal. Wer will, kann die Arme dazunehmen.

Für den Po: Bein heben

Stellen Sie sich mit Blick zum Beckenrand etwa 15 cm entfernt davon auf. Halten Sie sich am Beckenrand fest. Heben Sie das rechte Bein in gestreckter Haltung nach hinten an. Halten Sie es so hoch wie möglich und verharren Sie in dieser Position. Die Hüfte sollte dabei parallel zum Beckenrand stehen. Bein wieder zum Boden führen und abstellen. Dann ist das linke Bein dran. Jeweils 20-mal. Die Bewegungen ganz langsam und bewusst ausführen.

Für den Bauch: Situps im Wasser

Stellen Sie sich mit dem Rücken zur Beckenwand. Halten Sie sich mit ausgestreckten Armen am Beckenrand fest, schließen Sie die Beine. Heben sie beide Beine im gestrecktem Zustand an. Die Arme halten den Körper fest. Zweimal tief ein- und ausatmen. Beine wieder zum Boden führen. Das ganze 10-mal .
Bei allen Übungen gilt: Immer den Bauch einziehen und Schultern nach unten drücken.

Abends
Tortilla mit Lamm und grünen Bohnen
Zutaten für 2 Personen:
200 g Lammsteak (TK), 250 g grüne Bohnen (TK), 1 zerdrückte Knoblauchzehe, 1 Tasse Brühe (Instant),
3 EL Öl, 3 Eier, Salz, Thymian, Pfeffer

Das Fleisch am besten am Vorabend zum Auftauen in den Kühlschrank legen. Bohnen in der Brühe mit Knoblauch bissfest kochen, anschließend abseihen.
Das Fleisch in Streifen schneiden und in

1 TL Öl in einer flachen Pfanne von allen Seiten anbraten, beiseite stellen. Eier in einer großen Schüssel mit Salz, Thymian und Pfeffer verquirlen. Bohnen und Lamm zugeben und vermengen. 1-2 TL Öl in einer beschichteten Pfanne erhitzen. Die Eimasse auf einmal hineingeben und auf kleiner Temperatur stocken lassen bis die Oberfläche fest ist. Das Omelett auf einen großen Teller gleiten lassen, die Pfanne mit der Öffnung auf den Teller legen und das Ganze umdrehen. Die zweite Seite in etwa 5 Minuten ebenfalls goldbraun braten. Dazu schmeckt Roggenvollkornbrot.

Spätgymnastik
Vor dem Einschlafen: Dehnungsübung, die Verspannungen löst und beweglich macht.
Setzen Sie sich auf den Boden in den Schneidersitz. Das rechte Bein strecken, sodass die Kneischeibe nach oben zeigt. Das linke bleibt angewinkelt. Rechte Hand auf's rechte Bein legen. Rücken gerade halten, Schultern nach unten. Bauch einziehen und Doppelkinn machen. Linken Arm nach oben strecken und den Oberkörper langsam in Richtung rechtes Bein beugen. Den linken Arm dabei parallel zum rechten Bein ganz lang machen. So weit beugen, bis Sie ein Ziehen spüren. 30 Sekunden halten, dann ist die andere Seite dran.

FITNESS: DAS BRINGT'S

Wer Muskeln aufbauen und Fett abbauen will, muss regelmäßig und gezielt trainieren, daran führt kein Weg vorbei. Die gute Nachricht: Schon kleine regelmäßige Übungen und Umstellungen im Alltag helfen Ihrer Fitness auf die Sprünge. Ausdauertraining macht nicht nur schlank, sondern steigert die Beweglichkeit, den Stressabbau, macht gute Laune und hält jung und sexy.

Walken

Walken bedeutet einfach Gehen. Es lässt sich bei wirklich jedem Wetter draußen machen.
Die Haltung ist gerade, die Schultern werden nach unten zur Hüfte gedrückt, der Bauch wird eingezogen. Diese Grundhaltung während des Walkens immer überprüfen. Setzen Sie einen Fuß vor den anderen und achten Sie dabei darauf, dass Sie den Fuß immer bewusst von den Fersen bis zu den Zehen abrollen. Die Fußspitzen zeigen immer nach vorne. Die Arme sind angewinkelt, die Hände zu Fäusten gefaltet. Atmen Sie dabei tief ein. Fangen sie in einem langsamen Tempo an. Mit der Zeit werden Sie von alleine schneller. Beginnen sie mit 15 Minuten und steigern Sie auf 30 Minuten. Wechseln Sie zwischen langsam und schnell ab. Wer jeden zweiten Tag trainiert, hält auch die Kondition.
Info: Walken schont die Gelenke und ist gerade für Einsteiger geeignet.

Joggen

Joggen ist eigentlich nichts anderes als Dauerlaufen. Halten Sie sich aufrecht und setzen Sie Ihre Füße wie Sie es gewohnt sind. Schwingen Sie die Arme locker mit. Laufen Sie so schnell, dass Sie sich noch dabei unterhalten können.
Die Dauer und Intensität des Joggens stimmt mit der des Walkens überein.
Joggen ist ein schnellerer Sport, bei Gelenk- und Kreuzproblemen ist Joggen ungeeignet. Bei Herz-Kreislaufproblemen nur nach ärztlicher Untersuchung.
Info: Trainiert Herz und Kreislauf.

Schwimmen

Das Wasser trägt den Körper und entlastet von Eigengewicht: Für schwergewichtige Menschen ideal. Die Bewegungen sind scheinbar leicht auszuführen, dabei muss man gegen den Widerstand des Wassers ankämpfen und braucht so mehr Energie als bei anderen Sportarten. Beim Schwimmen ist die richtige Technik wichtig, um Fehlstellungen zu vermeiden. Lassen Sie sich in einem Verein zeigen, wie's geht.
Info: Schont die Gelenke und ist für jedes Lebensalter geeignet

Rad fahren

Das Rad trägt das Körpergewicht und entlastet die Gelenke. Kleiner Hinweis für die richtige Sattelhöhe: Beim Sitzen berühren die Fußspitzen den Boden. Ein Rundrücken während des Fahrens ist eine falsche Haltung und belastet das Kreuz, wahrscheinlich ist der Lenker zu niedrig eingestellt.
Info: Sport für Mobile und Übergewichtige, Gelenke werden nicht so stark belastet.

Übungen für mehr Kraft

Jede sportliche Betätigung ist auch ein Krafttraining. Beim Ausdauersport werden viele Muskeln auf einmal trainiert. Beim so genannten Krafttraining werden gezielt bestimmte Muskelpartien bearbeitet.
Hier zwei Übungen für Po und Rücken: (Übungen für Arme, Beine und Bauch im nächsten Abschnitt »Was mache ich wenn ...«)

Für den Po

Legen Sie sich auf den Bauch, die Beine sind lang ausgestreckt, die Arme falten Sie vor sich zusammen und legen Ihre Stirn darauf. Ziehen Sie den Bauch ein. Heben Sie das rechte Bein und spannen Sie die rechte Pobacke fest an, 5 Sekunden halten. Dabei ausatmen. Rechtes Bein ablegen, lockerlassen, und dann ist das linke Bein dran. Jede Seite 10-mal.

Für den Rücken

Legen Sie sich auf den Bauch, die Beine sind ausgestreckt. Die Stirn liegt auf dem Boden, die Arme zur Seite ausstrecken. Unterarme in 90 Grad anwinkeln. Hände zu Fäusten machen. Kopf leicht anheben. Kopf schaut dabei auf den Boden. Bauch einziehen. Drücken Sie die Fäuste zu und führen Sie die Arme mit Spannung Richtung Hüfte. Die Oberarme sollten anschließend parallel zum Rücken liegen. Während der Bewegung tief ausatmen. Anschließend wieder in die Ausgangsposition. 20-mal wiederholen.

Zum anschließenden Dehnen knien Sie sich hin, legen den Oberkörper auf die Oberschenkel, die Stirn auf den Boden. Arme liegen ausgestreckt nach hinten zeigend neben dem Körper. Handinnenseiten zeigen nach oben. 3-mal tief ein- und ausatmen.

REZEPTE FÜR DIE FITNESS

Snacks

Nuss-Schoko–Milch
250 ml fettarme Milch mit 2 EL Haselnüssen, 1 TL Kakaopulver und 1 Pckg. Vanillezucker aufkochen. Über Nacht im Kühlschrank kühl stellen. Milch im Mixer schaumig schlagen.
Info: Fettarme Milch ist ein guter Eiweißlieferant. Aber Achtung: Die Drinks zählen als Zwischenmahlzeit.

Bananen–Buttermilch
1 vollreife Banane schälen, in Stücken in einen Mixer geben, 1 Spritzer Zitronensaft zugeben und mit 200 ml Buttermilch auffüllen. Im Mixer schaumig pürieren und sofort servieren.
Info: Bananen sind Powerfrüchte und ideal beim Sport. Sie enthalten viel Magnesium. Je reifer, desto mehr Zucker ist in der Banane.

Kartoffelkäse (Brotaufstrich)
Zutaten für ein Glas von 300 ml:
200 g Kartoffeln, 50 g Mandeln,
1 Bund frischer Basilikum,
5 EL Buttermilch, Salz, Pfeffer

Kartoffeln in der Schale kochen, bis sie gar sind. Anschließend schälen. Mandeln in Wasser aufkochen, abschrecken und aus ihrer Haut drücken. Basilikum waschen, trocken schütteln und die Blättchen abzupfen. Mandeln mit Basilikum, Buttermilch, Salz und Pfeffer pürieren. Kartoffeln schälen, mit der Würzmischung zu einer Paste zerstampfen, nochmals mit Salz und Pfeffer abschmecken.
Hält sich im Kühlschrank in einem verschlossenem Glas 3–4 Tage.
Info: Die Kombination Kartoffel mit Getreide liefert hochwertiges Eiweiß, das genau so wertvoll ist wie ein kleines Steak. Wirkt wunderbar gegen Sodbrennen.

Hauptgerichte

Grüner Bohnensalat mit Kartoffeln und Rauke
Zutaten für 2 Personen:
300 g Kartoffeln, 300 g Bohnen, Salz,
50 g Rauke, 1 Zwiebel, 3-4 EL Essig,
2 EL Olivenöl, Pfeffer

Kartoffeln in der Schale gar kochen. Bohnen waschen, putzen und in 100 ml Wasser mit Salz garen. Das Kochwasser auffangen. Rauke waschen, trocken schütteln und grob hacken. Die Zwiebel schälen und würfeln. Kartoffeln heiß pellen und in Scheiben schneiden. Alle Zutaten vermischen und mit Bohnenwasser, Essig, Öl, Salz und Pfeffer abschmecken.
Info: Frische Rauke, auch Rucola genannt, besitzt viel Vitamin A, das für die Funktion der Schilddrüse wichtig ist.

Kartoffel-Brokkoli-Puffer

Zutaten für 2 Personen:
200 g Brokkoli (TK), 300 g Kartoffeln,
3 Eier, Salz, Pfeffer, 1 zerdrückte Knoblauchzehe, Butterschmalz oder
Öl zum Braten

Brokkoli auftauen lassen und in kleine Stücke schneiden, Kartoffeln schälen und fein raspeln. Das Gemüse mit Eiern, Salz, Pfeffer und Knoblauch vermischen. Fett in einer Pfanne heiß werden lassen. Pro Puffer 1 –2 EL Masse hinein geben und von beiden Seiten goldbraun backen. Dazu passt Gurkensalat.
Info: Kartoffeln mit Ei ergeben das hochwertigste Eiweiß.

Lammschaschlik

Zutaten für 2 Personen:
200 g Lammsteaks (TK), 1 Paprika,
1 Zwiebel, Salz, Paprikapulver edelsüß,
Fett zum anbraten, 1 Schuss Rotwein,
evtl. 4 EL Wasser, 3 EL Ketchup,
1 EL Tomatenmark, Pfeffer, Kräuter der Provence, 4 Holzspieße

Lammfleisch über Nacht im Kühlschrank auftauen lassen, in mundgerechte Stücke schneiden. Paprika, waschen, entkernen und in ebenso große Stücke schneiden, ebenso die Zwiebel. Holzspieße mit Paprika Zwiebeln und Lammfleisch abwechselnd bestücken. Mit Salz und Paprika würzen. Fett in einer Pfanne erhitzen und die Spieße von allen Seiten anbraten. Ist noch Gemüse übrig, einfach mit braten. Mit Rotwein und evtl. etwas Wasser ablöschen. Ketchup und Tomatenmark dazugeben und mit Salz, Pfeffer und Kräutern der Provence würzen. Deckel auf die Pfanne geben und in der Soße etwa 7 Minuten gar ziehen lassen, dabei einmal wenden. Dazu passt Reis oder Baguette.
Info: Tomatenmark, Ketchup, Paprika und Zwiebeln liefern reichlich Zellschutz.

Fisch unter der Haube
Zutaten für 2 Personen:
2 Seelachsfilets natur, Zitronensaft, Salz, Pfeffer, 1 Bund Rucola, 2 EL Schmand, 2 EL körniger Senf

Fisch abspülen, trocken tupfen, mit Zitronensaft säuern und mit Salz und Pfeffer würzen. Den Backofen auf 100 Grad vorheizen. Rucola waschen, trocken schütteln und in feinste Streifen schneiden, mit Schmand, Senf, einer Prise Salz und Pfeffer mischen. Den Fisch auf Alufolie setzen, mit der Rucolapaste bestreichen und im heißen Backofen 1 Stunde garen. Dazu passen Kartoffelsalat oder Vollkornbrot und grüner Salat.
Info: Fisch ist sehr zart und gart im Backofen schon bei Temperaturen ab 80 Grad besonders fettarm und schonend.

FITNESS: WAS MACHE ICH, WENN ... !?!

... ich muskulöse Arme haben möchte?

Für Finger, Hände und Unterarme: So oft wie möglich einen Tennisball oder Gummiball in die Hand nehmen und feste zudrücken. Gibt auf Dauer so viel Power, dass Sie jeden festsitzenden Schraubdeckel lösen können!

Für die Oberarme: Stellen Sie sich hüftbreit hin. Ballen Sie die Hände zu Fäusten. Boxen Sie abwechselnd in die Luft, als würden Sie gegen jemanden kämpfen. Dabei darauf achten, dass der Handrücken nach oben zeigt, und der Arm nicht ganz ausgestreckt ist. Dabei Bauch einziehen und Schultern nach unten, Richtung Hüfte drücken.

... ich einen Waschbrettbauch möchte?

Legen Sie sich auf den Rücken. Stellen Sie die Beine auf. Verschränken Sie die Arme hinter dem Kopf. Heben sie langsam den Oberkörper einige Zentimeter samt Kopf und Armen in Richtung Decke. Arme bleiben so, als würden sie auf dem Boden liegen. Anschließend den Oberkörper wieder senken, jedoch nicht auf den Boden ablegen. Die Übung ohne abzulegen 20- mal wiederholen.

... meine Beine zu schlaff sind?

Für Po, Ober- und Unterschenkel, Hüfte: Stellen Sie sich hüftbreit hin. Die Knie sind leicht gebeugt, die Arme leicht angewinkelt. Heben Sie das rechte Bein und springen Sie mit Schwung etwa 30 –50 cm nach rechts. Landen Sie mit dem rechten Bein, das linke ist dann in der Luft. Ziehen Sie das linke Bein nach, aber nicht absetzen, sondern springen Sie wieder zurück. Die Sprünge 30-mal wiederholen.

FITNESS

... ich Rückenschmerzen habe?

Rückenschmerzen kommen von falscher Haltung beim Sitzen, bei der Arbeit. Ideal ist eine Rückenschule mit Diagnose und spezieller Gymnastik. Außerdem: Wechseln Sie bei stehenden Tätigkeiten ab und zu am Tag die Schuhe, evtl. helfen Einlagen. Legen Sie einen Sitzkeil (dicke Seite nach hinten) auf Ihren Sitz. Verändern Sie die Stellung Ihres Lattenrostes, bis Sie die ideale Lage gefunden haben. Wärme tut gut: Entweder ein im Backofen bei 50 Grad vorgewärmtes Kirschkern- oder Dinkelkissen ins Kreuz legen oder ein Heizkissen benutzen.

... mir auf der Treppe die Puste wegbleibt?

Dann ist Ihre Kondition schwach, Herz und Kreislauf werden zu sehr für diese Bewegung beansprucht. Bleiben Sie stehen, verschnaufen Sie und gehen Sie anschließend langsam weiter. Lassen Sie sich vom Arzt untersuchen und beginnen Sie dann mit einem Ausdauertraining.

... ich Seitenstechen bekomme?

Seitenstechen kommt bei ungewöhnlichen Belastungen vor, wenn das Zwerchfell unter Sauerstoffmangel leidet. Dann fühlen wir einen Schmerz. Hören Sie auf und warten Sie kurz, bis die Schmerzen wieder weg sind. Falsches Atmen und falsche Haltung fördern Seitenstechen. Atmen Sie bewusst tief ein und lange aus. Gehen Sie gerade, belasten Sie beide Körperhälften gleichmäßig. Bei Seitenstechen nach dem Essen ist der Körper auf Verdauung eingestellt, andere Körperteile unterversorgt werden.

... ich Muskelkater habe?

Werden untrainierte Muskeln stark beansprucht, bilden sie mehr Milchsäure, als sie abbauen können. Außerdem entstehen während der Beanspruchung winzige, schmerzhafte Risse in den Muskelfasern. Das braucht 2-4 Tage um abzuheilen.
Vorbeugend kann man den Körper vor dem Sport mit Lockerungs- und Dehnungsübungen warm machen. Danach tun Wärme, Sauna oder ein Bad gut.

... ich oft mit den Füßen umknicke?

Schwache Bänder führen zum Umknicken, Zerrungen und Risse sind die Folge. Vermeiden sie Sportarten, bei denen das Fußgelenk sehr belastet wird wie Joggen, Kampfsport, Ballsportarten. Schwimmen, Radeln und Walken sind schonender für die Gelenke. Elastikmanschetten entlasten die Bänder, flache feste Schuhe ebenfalls. Essen Sie viel fettarmes Eiweiß und halten Sie Ihr Gewicht niedrig.

... ich morgens nicht auf Touren komme ?

Bei niedrigem Blutdruck und einem schwachen Kreislauf heißt es morgens: Langsam in die Gänge kommen. Anregend wirken eine Tasse Kaffee oder Schwarztee durch Koffein – am besten im Bett. Sebastian Kneipp empfiehlt kalte Waschungen.

Stellen Sie am Abend vorher einen Eimer mit Wasser und einen Waschlappen neben das Bett. Am nächsten Morgen richten Sie sich langsam auf und reiben Ihren Körper von unten bis oben mit kaltem Wasser ab. Das belebt langsam den ganzen Körper.

... ich Muskelkrämpfe bekomme?

Bei Muskelkrämpfen liegt häufig ein Magnesium- oder Calciummangel vor. Manchmal kann es sich auch um eine nervliche Störung handeln. Versuchen Sie, den sich verkrampfenden Muskel intensiv zu dehnen und zu stretchen, sodass der Muskel entlastet wird und wieder entkrampfen kann. Falls die Krämpfe immer häufiger werden, suchen Sie einen Arzt auf. Vorbeugend wirken Magnesium- und Calcium-Brausetabletten.

Essen Sie viel fettarme Milchprodukte und Kartoffelgerichte und trinken Sie Milch.

... mir Laufen, Rad fahren, Schwimmen keinen Spaß machen?

Es gibt viele alternative Bewegungsarten.

Tanzen fördert die Bewegung, den Kreislauf, das Gleichgewicht, die Geselligkeit und die gute Laune. Dazu gehören Standardtänze, aber auch Ballett, Diskotänze und Jazzdance.

Natursportarten wie Wandern, Skilanglauf, Rudern und Reiten bieten neben der Bewegung viel frische Luft und Entspannung in der Natur.

Kampfsportarten trainieren die Muskeln und das Reaktionsvermögen.
Kung Fu, Karate und Taekwondo sind sehr harte, schnelle Sportarten mit Angriffselementen. Sanfter sind Judo und Aikido. Hier werden Wurf- und Hebeltechniken in fließenden Bewegungen als Verteidigung gelehrt. Bei Tai Chi und Schattenboxen, geht es um sanfte, fließende Bewegungen ohne Partner. Mittlerweile gibt es Kreuzungen zwischen europäischen und asiatischen Sportarten, die meistens in Fitnessstudios angeboten werden.

Fitnessstudios bieten außerdem zahlreiche Kurse wie Aerobic, Kickboxen, Pilates usw. an. Erkundigen Sie sich in Ihrer Umgebung, was angeboten wird. In den meisten Studios kann man Schnupperkurse machen.

Ballsportarten wie Fußball, Volleyball, Basketball, Handball und Hockey sind schnelle Mannschaftsspiele. Teamarbeit und Ausdauer werden trainiert.

... ich Probleme mit den Gelenken habe?

Bei Übergewicht werden die Gelenke vor allem bei solchen Sportarten sehr stark belastet, bei denen das volle Gewicht auf den Gelenken ruht: Laufen, Skifahren, Ballspiele. Geeignete Sportarten für Übergewichtige sind dagegen Schwimmen und Rad fahren.

FITNESS: SOS-TIPPS

Schnell fit

10-Minuten-Übungen jeden Tag turnen und 10 Minuten Trampolinspringen oder auf der Stelle laufen. Wichtig: Strengen Sie sich so an, dass Sie außer Atem sind.

Auch der Alltag kann dazu beitragen, schnell fit zu werden. Stellen Sie Ihre Gewohnheiten um:

Laufen oder radeln Sie zur Arbeit. Gehen Sie in der Mittagspause kraftvoll spazieren, also Walking im Anzug.

Telefonieren Sie im Stehen, da bekommt ganz nebenbei die Stimme mehr Volumen und dadurch mehr Ausstrahlung.

Treppen steigen statt Aufzug nehmen ist Pflicht. Und nehmen Sie hin und wieder zwei Stufen auf einmal.

Wer nicht gerne aushäusig ist, stellt sich einen Hometrainer oder Ergometer auf. Wer sich Fernsehfilme durch Strampeln »verdient«, tut viel für die Fitness.

Gehen Sie vor dem Schlafengehen einmal um den Block, das macht den Kopf frei, erleichtert das Einschlafen und tut den Muskeln gut.

Kleine Helfer: Müsliriegel, Eiweiß- und Isodrinks

Qualitäts-Check für fertige Müsliriegel

Müsliriegel sollen dem Sportler während des Sports schnell Energie liefern und leicht verdaulich sein. Also sollte sie hauptsächlich aus Kohlenhydraten bestehen, dabei aber nicht zuviel Zucker enthalten: das macht durstig. Eine Mischung aus Vollkorn, Trockenfrüchten und (Trauben)Zucker ist ideal. Fettglasur und Schokolade liegen schwer im Magen. Und Nüsse sind nur empfehlenswert, wenn der Riegel lange satt machen soll.

Faustregel für einen guten Sportler-Riegel: Es sollten viermal mehr Kohlenhydrate als Fett enthalten sein – das können Sie auf der Packung kontrollieren

Eiweißdrinks – pro und contra

Eiweißdrinks liefern hochwertiges Eiweiß, sind einfach zuzubereiten und werden vom Körper schnell verwertet. Beim Bodybuilding spielen sie für den Aufbau von Muskelpaketen eine wichtige Rolle. Aber wer will die schon? Für den ganz normalen, ästhetischen Muskelaufbau enthält unser Essen mehr als genug Eiweiß. Dazu liefern uns natürliche Lebensmittel noch all die Nährstoffe, die der Muskel ebenfalls braucht. Ganz abgesehen davon, dass das viel besser schmeckt als die aromatisierten Drinks.

Isodrinks und Sportgetränke

Sie erfüllen denselben Zweck wie eine ganz normale Apfelsaftschorle – Sie führen dem Körper so schnell wie möglich Flüssigkeit zu. Denn für alle anderen Zusätze wie Taurin, Myo-Inosit, Melatonin, Glucuronolakton und Vitamine konnte bisher keine leistungssteigernde Wirkung nachgewiesen werden. Regelrechte Aufputschdrinks, die neben Guarana auch Koffein enthalten, sind tabu: Sie treiben den Blutdruck unnötig hoch und wirken entwässernd – beides beim Sport gefährlich.

GIFTLISTE FITNESS

Fernsehen
Fernsehen ist ein Bewegungskiller. Alternative: Dabei Ergometer fahren, Sesselübungen machen oder einfach bügeln.

Keine Lust?
Suchen Sie sich Gleichgesinnte. Voraussetzung ist ein etwa gleicher Fitnessstand. Zusammen Sport zu treiben motiviert und macht gute Laune. Oder gehen Sie in einen Verein oder in einen Anfängerkurs bei der VHS oder im Fitnessstudio. Feste Termine verpflichten nämlich.

Keine Zeit?
Halten sie bewusst zwei Abende frei, an denen Sie sich bewegen. Werden Sie Mitglied in einem Verein oder im Fitnessstudio. Wenn etwas Geld kostet, lässt man es ungern ausfallen.
Nehmen Sie die Sportkleidung schon mit ins Büro und gehen Sie direkt nach Feierabend eine Runde Schwimmen oder Laufen. Dann entfällt ein zeitlich lästiger Zwischenstopp.

Nun ist es auch egal?
Fühlen Sie sich zu alt? Zu schlapp? Es ist alles zu spät? Stimmt nicht! Training hat in jedem Lebensalter Erfolg. Wissenschaftlich erwiesen ist eine Zunahme der Knochen- und Muskelmasse und ein stabileres Herz-Kreislaufsystem, wenn man regelmäßig Sport treibt. Im Gegenzug baut der Körper aber auch schnell ab, wenn nicht trainiert wird. Also: Lieber mäßig, aber regelmäßig trainieren.

Alkohol
Alkohol ist für einen sportlichen Menschen gar nichts, denn er liefert leere Kalorien, entspannt die Muskulatur und entzieht dem Körper Wasser. Und nach dem Training? Wenn schon ein alkoholisches Getränk, dann statt Bier ein Radler mit Mineralwasser oder eine Weißweinschorle. Und nicht mehr als 1/4 Liter Wein für Männer beziehungsweise 1/8 Liter für Frauen.

6. DER KLEINE HAUSARZT

Das hilft bei Alltagsbeschwerden

Appetitlosigkeit

Tritt Appetitlosigkeit öfters auf und ist eine organische Ursache ausgeschlossen, dann helfen viel Bewegung an frischer Luft und Pfefferminztee. Würzen Sie Ihre Speisen mit appetitanregenden Gewürzen wie Cayennepfeffer, Currypulver, Paprikapulver, Ingwer, Anis oder Zimt.

Augen, geschwollene

Schnelle Abhilfe schaffen Augenkompresse. 2 Beutel Kamillentee aufbrühen und, etwas abgekühlt aber noch warm, auf die geschlossenen Augen legen. Wachen Sie morgens oft mit geschwollenen Augen auf, sollten Sie zum Arzt gehen: Es könnte eine Nierenschwäche dahinter stecken.

Besenreißer

vgl. Kapitel Schönheit, Seite 58

Bauchschmerzen

Wenn ausgeschlossen werden kann, dass eine schwere Magen-Darmerkrankung dahinter steckt, wirkt vor allem Wärme schmerzlindernd und entspannend. Legen Sie eine Wärmflasche, ein in der Mikrowelle erwärmtes Kirschkernkissen oder ein feuchtwarmes Handtuch auf den Bauch, dann zudecken und ruhen. Alt bewährt und hilfreich: Kamillentee, möglichst heiß und schluckweise getrunken.

Blähungen

Können nach dem Genuss von blähenden Speisen wie Kohl, Hülsenfrüchten oder Zwiebeln auftreten. Das tut gut: Heißer Fenchel-, Rotbusch- oder Kamillentee, eine Wärmflasche oder ein vorgewärmtes Dinkelkissen auf dem Bauch, leichte Bauchmassagen mit Fenchelöl. Blähungen können auch psychische Ursachen haben oder Folge einer Unverträglichkeit sein – treten sie regelmäßig auf, gehen Sie den Ursachen nach.

Blasenschwäche
Stärken Sie Ihre Beckenbodenmuskulatur mit der »Fahrstuhl-Übung«: Beckenboden stufenweise hoch ziehen, dann langsam wieder hinablassen. Trainieren Sie mehrmals täglich, die Übung lässt sich jederzeit und unauffällig durchführen, z.B. beim Warten auf den Bus, in der Schlange vor der Supermarktkasse oder vor dem Fernseher.

Bluterguss
Erste Hilfe: Die betroffene Stelle 30-45 Minuten mit Eis kühlen, das lindert den Schmerz und begrenzt den Schaden. Umschläge mit Essigsaurer Tonerde, Einreiben mit Johanniskraut-Öl (beides aus der Apotheke) oder Ringelblumensalbe unterstützen die Heilung.

Cellulitis
vgl. Kapitel Schönheit, Seite 57.

Durchfall
Trinken Sie viel, um den Flüssigkeitsverlust auszugleichen. Bei vielen Menschen hilft die Salzstangen-Cola-Diät. Heidelbeeren und geriebene Äpfel enthalten Pektine und wirken stopfend. Äpfel zerstören zudem, genau wie Pfirsiche, durch ihre Fruchtsäuren Fäulniserreger im Darm. Schwarzer Tee wirkt durch seine Gerbstoffe positiv auf die entzündete Darmwand. Ernähren Sie sich schonend mit Kartoffeln und Karotten, meiden sie deftige und schwer verdauliche Speisen. Der Körper sagt Ihnen selber, wann Sie wieder normal essen können.

Erbrechen und Übelkeit
vgl. Kapitel Gesundheit, Seite 31.

Fieber

Mit Fieber wehrt sich der Körper gegen Krankheitserreger. Wohltuend sind Wadenwickel, die das Fieber kurzfristig senken können. Dazu die Waden mit einem lauwarmen, nassen Herrentaschentuch umwickeln, ein kleines Frotteetuch darumwickeln, beides nach 30 Minuten entfernen und trockenreiben. Durch das Schwitzen verliert der Körper viel Flüssigkeit, extra viel Trinken ist deshalb wichtig. Stilles, natriumreiches Wasser, Tee oder verdünnte Fruchtsäfte sind ideal. Essen ist in der Fieberphase nicht so wichtig: Es belastet den Körper unnötig. Fette, eiweißreiche Gerichte sind nicht empfehlenswert, sinnvoll ist etwas Obst, eine Bouillon mit Nudeln oder Fruchtpürees. Als Tee wirken Holunderblüten- und Lindenblütentee schweißtreibend. Bei Temperaturen um 40 Grad unbedingt einen Arzt hinzuziehen.

Fußpilz

Gegen hartnäckige Hautpilze zwischen den Fußzehen hilft Knoblauch. Befallene Stellen mehrmals täglich mit einer frisch zerdrückten Knoblauchzehe einreiben. Meist verschwindet der Plagegeist dann innerhalb einer Woche.

Gähnen

Gähnen ist ein Zeichen dafür, dass der Körper zu wenig Sauerstoff bekommt. Gehen Sie an die frische Luft oder stellen Sie sich ans offene Fenster und atmen Sie tief durch. Lüften Sie kräftig.

Grippe

vgl. Kapitel Gesundheit, Seite 30.

Haarausfall

Etwa 100 ausfallende Haare pro Tag sind normal. Wenn beim morgendlichen Kämmen jedoch ganze Haarbüschel in der Bürste hängen bleiben, können ernste Ursachen wie Hormon- oder Stoffwechselstörungen, Infektionen oder Medikamente dahinter stecken und Sie sollten zum Arzt gehen.

Haarspliss
Lassen Sie sich regelmäßig die Haarspitzen schneiden. Die Olivenöl-Blitz-Kur von Seite 59 hält die Spitzen geschmeidig.

Haare, stumpfe
vgl. Kapitel Schönheit, Seite 59.

Halsschmerzen
Tragen Sie Tag und Nacht einen Wollschal – wer Wolle nicht verträgt, wickelt einen Seidenschal zwischen Haut und Wolle. Mundspülungen, Gurgeln mit Salbei, Thymian oder Kamillentee lindern die Beschwerden, da Kamille und Salbei entzündungshemmend, Thymian schleimlösend und beruhigend wirken. Am besten mit etwas Honig trinken. Dosis: 1 Teebeutel oder 1 TL Kräuter auf 1/4 l kochendes Wasser geben, 10 Minuten ziehen lassen.

Heiserkeit
vgl. Kapitel Gesundheit, Seite 31.

Hexenschuss
Bei einem Hexenschuss hilft ein heißes Kirschkernsäckchen, dass auf die schmerzende Stelle gelegt wird, oder ein heißes Heublumenbad. Empfehlenswerte Schmerzhemmer sind Medikamente mit Teufelskralle.

Hühneraugen
Ein altes Hausmittel: Legen Sie eine halbierte Rosine mit der Schnittstelle auf das Hühnerauge und befestigen Sie sie mit einem Pflaster. Nach 24 Stunden erneuern. Machen Sie das ganze insgesamt 3-4 Tage lang. Danach könne Sie das Hühnerauge mit einer Pinzette herauslösen.

Husten
Durch Husten versucht der Körper, den infektiösen Schleim abzuhusten, damit die Lunge wieder frei arbeiten kann. Unterstützen Sie diese Schutzfunktion durch Inhalieren und Trinken von heißen Tees. Wirksame Kräuter sind Thymian und Anis. Sie wirken antibakteriell, husten-, krampf- und schleimlösend. Fertige Husten- und Bron-

chialtees haben eine ähnliche Zusammensetzung und Wirkung. Spitzwegerich wirkt antibakteriell und reizmildernd. Zweimal täglich inhalieren beschleunigt die Heilung. Erleichterung schafft auch das Einreiben der Brust und des oberen Rückens mit einer Bronchialsalbe. Für selbst gemachten **Hustensaft** 1/4 l Wasser mit 1 TL getrocknetem Salbei, 1 TL Thymian, 100 g Zwiebelwürfeln und 100 g braunem Vollrohrzucker so lange köcheln, bis der Zucker sich gelöst hat. Eine Stunde warm stehen lassen, dann abseihen und bis zu einer Woche im Kühlschrank aufbewahren. 1 TL Spitzwegerich erhöht die Wirkung, macht den Saft aber bitterer. Dreimal täglich 1 EL nehmen.

Insektenstich

Reiben Sie den Stich mit einer halbierten Zwiebel ein, das lindert den lästigen Juckreiz und dämpft die Schwellung. Den gleichen Effekt hat auch das zusätzlich desinfizierend wirkende Teebaumöl, beträufeln Sie die betroffene Stelle damit. Teebaumöl eignet sich übrigens auch hervorragend zur Insektenabwehr. Ein paar Tropfen davon in eine Duftlampe und die Quälgeister ergreifen die Flucht.

Kalte Hände und Füße
vgl. Kapitel Gesundheit, Seite 33.

Kopfschmerzen

Hier helfen kühlende feuchte Umschläge (Coolpacks) und Ruhe. Massieren Sie 1-2 Tropfen Pfefferminzöl oder -geist entlang dem Haaransatz ein (Waschen Sie nachher die Hände: Öl und Geist brennen in den Augen). In manchen Fällen hilft schwarzer Kaffee oder starker schwarzer Tee: Das Koffein erweitert die Adern im Gehirn und fördert die Durchblutung.

Oft sind Kopfschmerzen auch ein Zeichen, dass zu wenig getrunken wurde. Also viel trinken, dann verschwinden die Kopfschmerzen.

Krampfadern
vgl. Kapitel Schönheit, Seite 57.

Menstruationsbeschwerden

Wärme entspannt, lindert die Schmerzen und tut einfach gut. Nehmen Sie sich Zeit für ein heißes Bad, legen Sie sich eine Wärmflasche auf den Bauch oder kuscheln Sie sich ins warme Bett. Hilfreich sind auch Tees aus Löwenzahnwurzel oder Frauenmantel. Bei starken Schmerzen ein Schmerzmittel einnehmen. Leiden Sie sehr während Ihrer Menstruation, sollten Sie sich vom Frauenarzt beraten lassen.

Müdigkeit

Drehen Sie eine kleine Runde an der frischen Luft oder recken und strecken Sie sich vor dem geöffneten Fenstern, das wirkt oft Wunder. Wenn es die Zeit zulässt tut auch ein kleines Zwischendurch-Nickerchen gut. Nach einer langen Nacht sollten Sie den Schlafmangel durch früheres Zubettgehen ausgleichen. Hinter ständiger Müdigkeit kann auch Eisenmangel stecken, das sollte Ihr Hausarzt überprüfen.

Mundgeruch

A und O im Kampf gegen den üblen Geruch ist eine gründliche, regelmäßige Mundhygiene. Reinigen Sie nach dem Zähneputzen, die Zahnzwischenräume mit Zahnseide, so werden Geruchsherde beseitigt. Schnelle Hilfe, z.B. nach Knoblauchgenuss: Frische Petersilie, Kaffeebohnen oder Anissamen kauen. Anhaltender Mundgeruch kann auch von einem kaputten Zahn oder einer Magen-Darm-Erkrankung herrühren. Gehen Sie zum Arzt.

Muskelkater/Muskelkrampf

vgl. Kapitel Fitness, Seite 139.

Niesen

Es kribbelt in der Nase aber Sie können nicht niesen? Ein kurzer Blick direkt in die Sonne oder in eine Lampe hilft der Nase auf die Sprünge.

Ohrenschmerzen

Kompressen aus Alkohol oder Zwiebeln wirken mit ihren Dämpfen schmerzlindernd und regen die Durchblutung an. Dazu die Kompresse auf die Ohrmuschel legen, mit Plastikfolie abdecken, die rundherum (wie bei Dauerwelle) mit Fettcreme angedrückt wird. Mit einem Stirnband oder Tuch fixieren und 1-2 Stunden wirken lassen. Für Alkoholwickel ein Herrentaschentuch mit klarem Schnaps (Wacholder, Korn) oder 70-prozentigem Alkohol (Apotheke) mit derselben Menge Wasser verdünnt tränken. Oder eine Zwiebel schälen, fein würfeln und in ein Herrentaschentuch einschlagen.

Reiseübelkeit

Bewährt haben sich kandierte Ingwerstäbchen, die gibt es im Asia- oder Naturkostladen.

Schlafstörungen

Großmutters Trick funktioniert immer noch: Ein Glas warme **Milch** mit etwas Honig, und das Sandmännchen ist im Anmarsch! Warum? Milch enthält zum einen Tryptophan, ein Eiweißstoff, der uns beruhigt, zum anderen viel Kalzium, das entspannend auf Muskulatur und Nerven wirkt. Noch besser wirkt die Mischung, wenn man 1 TL zerstoßene Fenchelsamen mit der Milch aufkocht. Noch mehr Tipps finden Sie im Kapitel Entspannung Seite 112.

Schluckauf

Gegen Schluckauf gibt es unzählige Hausmittelchen. Hier zwei altbewährte: 1 TL Zucker zusammen mit 3-5 Tropfen Essig einnehmen, das wirkt meist innerhalb von Sekunden. Oder Sie schnupfen 1 Prise Pfeffer. Durch den kräftigen Niesreiz kommt das aus dem Takt geratene Zwerchfell wieder ins Lot, und der Schluckauf verschwindet.

Schnupfen

Was wirklich hilft, ist das Inhalieren mit entzündungshemmender Kamille. Die Schleimhäute werden mit Feuchtigkeit versorgt, so kann der infektiöse Schleim leichter abgelöst werden. Schnupfensprays nur in der ganz akuten Phase benutzen, denn sie schädigen die Nasenschleimhaut. Ein Rezept für milde **Nasentropfen**: 10 g Traubenzucker in 50 ml Kamillentee auflösen, im Kühlschrank eine Woche haltbar. Alle 2 Stunden in die Nase tropfen. Noch besser: 3-5mal täglich die Nase innen mit **Majoranbutter** eincremen. Dazu 100 g Butterschmalz schonend erwärmen und eine Handvoll frischen Majoran hineingeben. Nach 30 Minuten durch ein Mulltuch seihen, 5 Tropfen Majoranöl (Apotheke) zugeben. Bleibt im Schraubglas kühl gelagert ein Jahr wirkungsvoll. Tragen Sie nachts eine Bronchialsalbe auf. Die ätherischen Öle der Kräuter Thymian, Eukalyptus, Pfefferminz und Rosmarin erleichtern das Atmen. Leichter atmen lässt sich auch mit chinesischem Pfefferminzöl oder Eukalyptusöl. Geben Sie auf ein Tuch oder Ihr Kopfkissen einige Tropfen und riechen sie öfters daran, das befreit die Nase.

Essen Sie viel Obst und Gemüse, auch wenn mit einer verstopften Nase das Essen fade schmeckt.

Schwere Beine

Wenn die Beine durch Wassereinlagerungen dick und schwer werden, helfen entwässernde Tees (z.B. Brennnessel, Birkenblätter oder Goldrute) und Rosskastaniensalbe. Auch Beine hochlegen, viel trinken und viel Bewegung kurbeln den Wasserabtransport an. Bei länger andauernden Beschwerden einen Arzt aufsuchen.

Schwitzen

Gegen übermäßiges Schwitzen hilft regelmäßig Salbeitee trinken. Vorsicht: Nicht für stillende Mütter geeignet, da Salbei den Milchfluss hemmt. Bei Schweißfüßen oder feuchten Händen leisten Kamillenbäder gute Dienste.

Sodbrennen

Gegen Sodbrennen haben sich Bullrich-Salz (Natriumhydrogencarbonat, aus der Apotheke oder Drogerie) und Haushaltsnatron bewährt. Einen knappen TL davon in einem halben Glas Wasser auflösen und auf einmal austrinken.

Sonnenbrand

Die gerötete, gestresste Haut braucht jetzt dringend Feuchtigkeit und Kühlung.
Ein altes Mittel aus dem Orient: Weiche Tücher mit Kamillen- oder Pfefferminztee tränken, leicht auswringen und die betroffenen Stellen damit bedecken. Auch das Bestreichen mit Joghurt tut der Haut jetzt gut. Bei starkem Sonnenbrand mit Blasenbildung unbedingt zum Arzt gehen.

Trockene Haut

Im Winter mit einer reichhaltigen Creme vor Wind und Kälte, im Sommer mit Sonnencreme vor der Sonne schützen. Für's Gesicht hin und wieder die Avocadomaske von Seite 50 auflegen. Für den ganzen Körper ist ein Vollbad mit Olivenöl als Badezusatz eine Wohltat.

Untergewicht

Untergewicht kann auf ernsthafte Krankheiten hindeuten, vor allem wenn Sie unerklärlich Gewicht verlieren. Lassen Sie sich von einem Arzt durchchecken.
Sind Sie schon immer eher dünn und zierlich? Dann sind Sie wahrscheinlich einfach ein schlechter Futterverwerter und dürfen so richtig schlemmen. Knabbern Sie zwischendurch Nüsse oder reichern Sie Ihr Müsli damit an, verfeinern Sie Suppen und Saucen mit Sahne, bevorzugen Sie kalorienreiches Brot mit Nüssen, Kernen und Samen und fettreiche Milchprodukte. Übertreiben Sie's aber nicht mit Knabberzeug und Süßigkeiten, dabei kommen wichtige Nährstoffe zu kurz.

Verstopfung

Bei akuter Verstopfung helfen eine eingeweichte getrocknete Feige oder Pflaume, gelber Leinsamen und viel trinken. Wenn alle Stricke reißen bringt ein Einlauf Erleichterung. Trinken Sie morgens auf nüchternen Magen ein Glas Wasser mit einem TL Obstessig. Stellen Sie Ihre Nahrung auf ballaststoffreiche Lebensmittel um. Vollkorn, Obst und Gemüse liefern Ballaststoffe, die den Stuhlgang weicher und regelmäßiger machen, wenn dabei reichlich getrunken wird. Milchzucker wirkt ebenfalls leicht abführend: Rühren Sie ihn ins Müsli oder süßen Sie Joghurt damit.

Warzen
Warzen sind harmlos und müssen nur entfernt werden, wenn Sie Schmerzen verursachen oder kosmetisch stören. Oft verschwinden Sie auch spontan wieder. Hausmittel zum Vertreiben von Warzen gibt es viele, hier eine Auswahl: Austrocknen der Warze durch Abbinden mit einem Bindfaden, Einreiben mit Rizinus-Öl, Aufträufeln einer Mischung aus frischem Ringelblumensaft und Salz oder Betupfen mit der frischen Milch von Löwenzahnstielen.

Zahnfleischbluten
Salzwasser stärkt und strafft das Zahnfleisch, das wirkt Zahnfleischbluten entgegen. Mehrmals täglich Mundspülungen mit einer kräftigen Kochsalzlösung machen. Tipp: Lösung neben die Toilette stellen und nach jedem Toilettengang gurgeln. Regelmäßiges Zahnfleischbluten deutet auf Parodontose hin, gehen Sie zum Zahnarzt.

REZEPTREGISTER

Drinks:

Bananen-Buttermilch	133
Blutorangen-Molke	54
Buttermilchmix	126
Erdbeer-Molke Drink	45
Grüner Tee-Bowle	108
Heiße Ingwer-Orange	26
Honig-Smoothie	108
Karottensaft mit Honig und Orange	26
Latte Macchiato mit Kakao	101
Mocca-Hafer-Molke-Drink	41
Multivitamin-Apfelessig-Drink	72
Multivitamin-Molke	54
Nuss-Schoko-Milch	133
Schneller Blutorangen-Joghurt-Drink	26

Dressings, Snacks und Suppen:

Anti-Schnupfenbrot	27
Apfeldressing	81
Beerenkäsekuchen	83
Blitzsorbet	91
Bunter Salat mit knusprigen Haferflocken	100
Dressing von Orangensaft und Himbeeressig	81
Frischkäseknäcke	127
Fruchtiger Reissalat	72
Gebackene Banane mit Haferflocken	109
Gefüllte Champignons	55
Griechischer Dipp	80
Haferflockenkekse	109
Joghurt-Tiramisu	82
Kartoffelkäse (Brotaufstrich)	134
Klassischer Kräuterquark	80
Kräuterrührei	110
Mandel-Müsli mit vielen Früchten	46
Orangenreis	81
Pikante Knuspermandeln	56
Salat mit Schinkenstreifen	125
Senf-Dill-Dipp	81
Senf-Dill-Dressing	81
Sesamkekse	55
Vollkorn-Bruschetta mit Tomate	18
Warmes Peperonata-Fladenbrot	27
Zitronen-Buttermilch-Dressing	81
Zwiebelsuppe	21

REZEPTREGISTER

Frühstück:

Frische Fruchtaufstriche	28
Grüner Tee mit Müsli	124
Hafergrütze mit Vanille und Trauben	98
Mandel-Müsli mit vielen Früchten	45
Walnusshonig	109

Auf dem Frühstückstisch machen sich auch alle Drinks gut.

Hauptgerichte:

Backofenkartoffeln	90
Couscous-Zucchini mit Tomatensoße	79
Fisch mit Brokkoli und Kartoffeln aus einem Topf	126
Fisch unter der Haube	136
Garnelen-Pizza light	80
Gemüse-Reis mit Krabben	71
Grüner Bohnensalat mit Kartoffeln und Rauke	134
Karottentsatsiki mit Pellkartoffeln	22
Kartoffel-Brokkoli-Puffer	135
Lammschaschlik	135
Lauchpilaw	29
Matjes mit Salat	47
Orangenreis	82
Pasta mit Petersilien-Walnusspesto	102
Pasta mit Pilzen und Parmesan	44
Pellkartoffeln mit Curryquark und Gurkentaler	74
Pfannkuchen mit Bitterschokolade und Banane	103
Risotto Italiano	78
Rucola-Nudeln	73
Safranspaghetti mit Zwiebeln	28
Salat mit Sesamhuhn und Vollkornbrot	43
Sauerkraut-Paprikatopf mit Lachs	19
Sauerkrautsalat mit Ananas und Kiwi	28
Spinat-Sesamflammkuchen	56
Sülze mit Ofenkartoffeln und -gemüse	78
Tortilla mit Lamm und grünen Bohnen	128
Walnussauflauf	99
Zucchini-Mandelsauce mit Bandnudeln und Fetakäse	110